散步疗愈

在步行中释放伤痛，
重拾信心、勇气和力量

〔英〕乔纳森·霍班（Jonathan Hoban） 著 白雪 译

Walk With Your Wolf

广西科学技术出版社

著作权合同登记号　桂图登字：20-2019-215号

Copyright © Jonathan Hoban 2019

Published by arrangement with Hodder & Stoughton Limited, through The Grayhawk Agency.

图书在版编目（CIP）数据

散步疗愈：在步行中释放伤痛，重拾信心、勇气和力量/（英）乔纳森·霍班(Jonathan Hoban) 著；白雪译. —南宁：广西科学技术出版社，2021.11

ISBN 978-7-5551-1655-4

Ⅰ.①散… Ⅱ.①乔… ②白… Ⅲ.①精神疗法 Ⅳ.①R749.055

中国版本图书馆CIP数据核字（2021）第206253号

SANBU LIAOYU：ZAI BUXING ZHONG SHIFANG SHANGTONG，
CHONGSHI XINXIN、YONGQI HE LILIANG

散步疗愈：在步行中释放伤痛，重拾信心、勇气和力量

[英]乔纳森·霍班　著　　白雪　译

策划编辑：冯 兰	责任编辑：蒋 伟 冯 兰
助理编辑：常 坤	责任审读：张桂宜
装帧设计：古湳千溪	责任校对：张思雯
版权编辑：尹维娜	责任印制：高定军
营销编辑：芦 岩 曹红宝	

出 版 人：卢培钊	出版发行：广西科学技术出版社
社　　址：广西南宁市东葛路66号	邮政编码：530023
电　　话：010-58263266-804（北京）	0771-5845660（南宁）
传　　真：0771-5878485（南宁）	
网　　址：http://www.ygxm.cn	在线阅读：http://www.ygxm.cn

经　　销：全国各地新华书店	
印　　刷：北京中科印刷有限公司	邮政编码：101118
地　　址：北京市通州区宋庄工业区1号楼101号	
开　　本：880mm×1240mm　1/32	
字　　数：151千字	印　　张：8
版　　次：2021年11月第1版	印　　次：2021年11月第1次印刷
书　　号：ISBN 978-7-5551-1655-4	
定　　价：52.00元	

版权所有　侵权必究

质量服务承诺：如发现缺页、错页、倒装等印装质量问题，可直接向本社调换。

服务电话：010-58263266-805　团购电话：010-58263266-804

目录 | Contents

序言 | Preface

　　我们的第二次咨询已经进行了将近四分之三，但维多利亚仍然没有抬眼看我。每一个迹象、每一句话语都流露出她备受压力、十分焦虑的状态，她防护般地紧缩着坐在椅子上。显而易见，她并不想在这里，可的的确确又需要帮助。

　　房间里灰蒙蒙的，毫无生气，就像常见的心理咨询室。我发现，很多来访者都和维多利亚的感觉一样，在这样的环境中很不自在，不愿接受治疗。看得出她在这里压力很大，于是更加紧张焦虑。

　　我回想了一下自己身陷窘境时，是哪里最让我觉得舒服。它一定不是这样一个封闭的空间，而是户外开放的树林和公园。大自然是我心中的"万能之母"，它引导我，容纳我，培育我，从而帮助我度过人生的艰难时刻。行走在大自然中时，我头脑清晰，有了倾听自己的空间。大自然从不评判我，也不会分散我的注意力，它让我与自己的境遇和感受紧紧联系在一起。得益于大自然带来的真实，我知道只要去寻找，它总会无条件地陪伴在我左右，再也不会让我感到孤单。

　　总之，是它拯救了我。

　　我看了看维多利亚。她很痛苦，感到畏惧，有所防备，身体扭曲着坐在我对面的椅子上。

"你是不是觉得现在这样很难受？"我问。

维多利亚点了点头："我之前也曾经历过这些，比你现在还年轻的时候，那时也感觉没有什么效果。而且我很讨厌这种治疗。"

"就是觉得自己根本没办法在这里敞开心扉。"

她又点了点头。我看她快哭了。

"好吧。我们这样……下周，我们不要在这里见了，一起出去散散步吧。你知道温布尔登公园吗？"

维多利亚抬起头，第一次看起来放松了些。

"知道，"她说，"太好了，我们去那里吧。"

于是，我们去了。这就是维多利亚疗愈之旅的开始。

我们处在社会之中，正遭受着压力、焦虑和抑郁的全面侵袭。若你对此有所了解，是因为你深受影响，或你认识的人受其影响。你觉得自己既没有空间也没有时间去放松，去释放，哪怕是简单地"做回自己"。你的手机不停地响。你似乎有回复不完的邮件。你工作的环境氛围紧张，人人都被咖啡因捆绑着。你没有一刻清闲，你的"工作表现"没有一分钟不受评估和监督。压力就这样连续不断、毫不留情地施加在你身上。

我们都会有这样的煎熬，却又一同维持着这种状态。我们看到的是前所未有的职业倦怠，但我们都是同谋。有多少人敢说"不"，拒绝加班；或是敢说"现在不可以，我们正在午休"，拒绝上级的无理要求？

相反，我们拼命地试图在这压力的旋涡中挤出一些"我的时间"。我们在这马不停蹄的城市中挤出一刻闲暇，在另一边挤出一次毫无意义的差旅。我们无精打采地坐在拥挤的海滩上，希望那些在附近玩耍的孩子能安静下来；或者我们去做瑜伽静修，却发现自己止不住地哭泣。我们的情感远不止表面显露的那样，而我们却将各种情绪深深埋藏，像塞满垃圾的垃圾桶，把情感一压再压；或将它们当成阁楼里的杂物一样丢在一边，不想看到，却也不忍心断舍离。我们不能，也不想处理这些情感，因为那会让自己感到不安、陌生，甚至有些危险。于是，我们继续埋头工作，用酒精、药物、快餐、高强度的健身锻炼、数小时的治疗和任何可能让自己平静下来的方式进行自我疗愈，不断重复着这种恶性循环。

解决办法

解决办法其实很简单。不需要加盟费，不需要会员资格，也不需要预约。但它需要时间、耐心，需要闭关的能力，需要你与周围事物重新建立联系的渴望。

这个解决办法就是去散散步。不是在酒吧里散步，也不是去商店里逛一逛，而是大步地走出去，让身体和心灵都能动起来，让自己减压，看清最重要的是什么，并在生活中的艰难时刻和挑战面前倾听自己的声音。

当你散步的时候，你会找到处理自我感受的空间，开始明白大自然是自己最好的治疗师。无论天气如何，大自然中的户外活动都能让你重新建立起我们与地球重要而基本的联系，而这种联系是我们与生俱来的，但不知为何却失去了。你还会学到如何放松，如何聆听自己的直觉要告诉你什么，淡漠那些阻隔直觉的"噪声"。

我所说的"散步疗愈"的魅力在于它很简单。你需要做的就是抽出时间，重复将一只脚放在另一只脚前的动作，在一个能让心情平静下来的地方，重启感受，帮助自己与困难并肩而行，看清它们的本质。

值得关注的是，"大自然"并不局限于野外、偏僻和难以接近的地方。它无处不在，即使在最繁华的都市，只要你用心去看，它都无处不在。世界上的大城市，包括伦敦在内，都有许多令人惊叹的公园和其他开放空间，在这些地方，你完全可以亲近地球，连接周围环境。大自然就在你的家门口，它张开双臂向你发出邀请。关键在于如何回应它的盛情。若你接受了，美妙的事情就会接连发生。

这本书有什么疗愈效果呢？

虽然散步疗愈的核心很简单，但它不是一蹴而就的。它关乎一致性、决心、意志力、心态、复原力与意识。要参与到这个过程中，你的身心都需要坚持到底。你需要有规律地行走，并接受疗愈不会轻而易举地完成。你已经了解自己需要一定的帮助来处理生活中的某些状况，现在你必须准备好投入其中，勇敢地去尝试。如果你能理解并接受这一点，散步疗愈会为你带来很多益处：

· 压力减轻

· 心态积极

· 思维清晰

· 焦虑减少

· 与环境的联系更密切

· 身体更加健康

· 对有害物品或习惯的依赖降低

· 与自我和自己亲近的人关系更好

说了这么多，其实这本书并不要求人人都循规蹈矩。每个人都不同，我们可以按照自己的节奏去走。这本书提供了实用的、最新的建议和练习，让你在处理消极情绪时，了解如何散步、思考和感受，以此作为面对消极情绪的一种方式。我们将从第一步开始，随着你的进阶，帮助你了解自己的身心应如何积极地回应大自然，以及如何与其建立联系。我将以朋友和向导的身份与你并肩同行，向你展示自我发现和疗愈的道路。在这段路途中，我会分享自己成瘾与康复的故事。疗愈是一个非常积极的经历，它让我决心成为一名心理咨询师，希望自己能像我的心理咨询师那样，为他人做些事情。我将在适当的情况下，介绍我自己的经历，谈及一些我的来访者，希望借助我和他们的故事激励你一同前行。我们将行走在应对压力、焦虑、抑郁、悲伤、成瘾和人生转型等各种挑战中。

这本书适合每一位读者，因为我们都会遭受生活的压力。你不再是孤身一人——我们一起踏上这段旅程，修复自己与世界、与他人的关系，最重要的是，修复与自己的关系。

注意：随着你的进步，你可能会选择和朋友一起走，但初读这本书就像一次疗愈的旅程，需要独自完成。

为什么是狼？

我们都是动物，有与我们的本能、野性的一面相联系的潜能。在我看来，狼是一个很好的隐喻，代表着人类的双重性。一方面，它代表了我们的野性、危险和对最深处、最黑暗的情感的恐惧——我们最原始的能量，不加思索地反应，不顾一切地存活。另一方面，狼也是一种高度社会化的动物，对狼群忠诚，善于沟通，崇尚本能和自由。狼在很大程度上就像我们，它的性格特征代表了我们某部分的潜意识、自我与精神——这一点我稍后会详述。同样，狼所处的环境对它的福祸和生存也至关重要。

就我个人而言，我欣赏狼在狼群中显露的敏感、忠诚、智慧和交际能力。狼需要空间游荡，就像我们人类需要空间来"存在"一样。如果狼没有足够的空间，它们的游荡和狩猎本能会消失，这就会给它们带来巨大的压力。在被圈养的情况下，它们不能再凭借直觉行事，反而变得高度警惕——比在野外时更加警惕。它们的皮毛失去了光泽，眼睛也变得暗淡无光。它们对周遭的敏感度降低，虽然它们最终还是适应了新环境，但它们已经不是以前不受禁锢的样子了。

发现了什么相似之处吗？这和你的感受相似吗？21世纪似乎决意要侵占你的个人空间。作为人类，我们需要找回我们每个人内心的野性。就像他们说的："把我扔进狼群，我带它们回来。"

当我们遭受禁锢的时候，会发生什么？

我们大部分时间不是在工作，就是在思考工作，哪怕自己没有身在岗位上，我们的皮质醇——压力激素——水平都会升高。压力水平长期处于高位，会导致决策失误、缺乏远见、不耐烦、焦虑、抑郁、成瘾（有内部因素——我们的肾上腺素水平在压力大的时候也会升高，还有外部因素，如酒精或毒品）、精神疾病等。我们发现自己处于不断的"反抗、逃避或麻木"模式，压力不停歇地增加，而我们的身体也在拼命地试探它的承受能力。慢慢地，我们失去了所有的个人界限感，完全忘记了自己作为人类，是需要滋养的。

简而言之，我们已经抛弃了自己。而根据我的经验，最严重的创伤不是被别人抛弃后留下的，而是自己抛弃自己时产生的。

你是如何抛弃自己的呢？也许是不再继续你曾经热衷的爱好，或是切断了与工作之外的人的联系？也许是由于暴饮暴食、过量饮酒或卷入受伤害的关系中而放弃了自己？或者只是因为工作时间太长、太辛苦而放弃了自己？现在花点时间思考一下你生活中的哪些方面可能会让你放弃自己。

关注让你放弃自己的那些方面，希望你能看到自己生活中有哪些已经变得很糟糕。值得注意的是，缺乏管理，再加上个人界限感的丧失和无法说"不"或"停"会让你在日常生活中优柔寡断，缺少安全感而倍感压力。如果长期处于压力之下，你会失去个人的清晰感，最终会感到困顿无力。重新找到个人清晰的界限感，更加坦诚相待，再加上学习如何处理那些导致压力的事物，是本书背后的关键驱动力。

现在，是时候停止抛弃自己，把重心转向培育那些被你忽视的事物上了。而且从某种意义上说，要学会自我讨好，虽然有时人们会用这个词羞辱那些自私的人。可若说宁愿一个人去电影院看电影，也不愿意和朋友或同事一起去酒吧，是自私吗？若别人都在办公桌前吃饭的时候，你却抽出 1 小时的时间在户外吃午饭，是自私吗？不，当然不是。所以不要让他人用这种思维惯式伤害你。相反，把它看成自我保护。别人对你的看法并不重要，重要的是你的信念和直觉。我们太容易让别人控制自己的真实感受。

走向幸福

我们已经有所了解，皮质醇和肾上腺素水平若经常升高，则会对身体有毒害。但是，有一种解药——催产素，人们经常称它是"爱的药物"，因为它与母婴相连，与抚摸、亲昵、微笑、大笑及许多其他给人带来美好感觉的事物密切相关，其中也包括走路。当我们走路时，催产素会和内啡肽一起释放出来，几乎立即就能让我们感知到激素在体内活跃的快乐。其实，2015 年，位于加州的斯坦福森林环境研究所进行了一项研究，发现在自然区域步行达到 90 分钟的人，大脑中与造成抑郁症相关的一个关键因素的影响力有所降低。所以说，在大自然中漫步让我们感觉更好，并起到减压的作用，让我们有时间和空间来处理各种思虑和感受，同时也让我们能够清晰地思考问题。

散步往往是解决紧迫问题自然而本能的方法。我们有多少人在面对冲突或困难的决定时说过"就这样吧，我要去散步"呢？有多少人带着解决方案，或者至少是清晰些的思考回来呢？我认为大多数人都可以。

散步真的能解决所有问题吗？

正如我说过的，我们并不是在讨论解决问题的快速方法。可能你走着去了超市，又走回来，但问题并没有解决。你必须动起来，真正行动。并不是说非要攀登到附近的高山之巅（目前还不需要），但你如果真的想让大脑动起来，确实需要去高远处走走，不论天气如何，自己都要完全沉浸在自然之中。

当你决定出去散步时，你就要在繁忙的生活中留出足够的时间来处理你的思想和感受。在每次散步前、散步中和散步后，关注自己的感受，可以帮助你习惯记录自己的感受。感觉的记录（如"我很开心""我有些焦虑""我内心忧郁""我感觉难过"）可以帮助大脑和身体高效把控我们的思想和情绪。

有些情绪我们不自知，或由于害怕的脆弱心理而拒绝表露出来。这时，发现和记录情绪变化就可以帮助我们把这些情绪表达出来。找到一种方式，记录和了解我们对自己或他人的情绪，能丰富情绪变化的记录，增强意识，增加信心，保护自尊，逐渐缓解身心压力，让自己找到释放和解脱的感觉。记录感受并不可耻，不过如果你从未尝试过，可能需要适应一段时间。

当你真正行动起来时，思维开始变得更加清晰。当你在大自然中漫步时，你正在重新与大自然的精神情感建立联系。

回顾我成长的历程，自己总是"敏感的孩子"。这便是我的自我标识。大家认为我很自信，可我却因胆怯敏感备受苦楚。乔纳森和我开始散步后，我很快就注意到自己的变化。工作前到外面去散散步，就会开启美好的一天。冷静下来后，我开始真正地了解自己。我不再酗酒，也不经常外出了，一切都在变好。它让我学会了如何与自己对话，让我集中精力。之前，我明白自己并不了解大脑工作的原理，只觉得它总是让我失望难过。

维多利亚

我的目标是，读者读完本书后，能重新找回最初的自己。当然这目标宏大，但我的任务就是让读者重新感受获益。散步会刺激人的感官，让身体和灵魂都注入活力。找回本真的自我，而不是受压力、焦虑、沮丧和精疲力竭折磨的自己，我们会更加平静，相信自己有能力诚实地面对真正的自己以及期待的自己。那么，散步真的可以解决问题吗？的确，它可以。开始散步后，我们处在更好的位置，做出一些改变，收获更加健康幸福的生活。

Chapter 1

第1章

压力怪兽

当一切消失殆尽，自然野性的事物将会找到你。

——《当怪物来敲门》（2016 年），改编自帕特里克·内斯的著作那么，我们该何去何从？显然是到户外！但首先要看看自己所处的阶段情况，然后辅助一些初级方法，一步步学习如何让散步变得有意识、有思考，并把疗愈个人伤痛放在首位。

在我们开始所有的一切之前，我将做一些心理咨询师很少会做的事情：和你聊聊我自己以及我生活中的磨难。"现在这里的时间、空间都属于你，"心理咨询师大都会这样说，"你现在想知道什么，讨论什么都可以在这里说说。"当然，这没问题，也是常规做法，这样是让两个人在一个疗愈空间中。

从过往经验来看，承担所有风险的总是来访者，他们把个人生活经历的隐私细节完全暴露，却只能从心理咨询师那里得到只言片语的回应和一点情感建议。这听起来很遗憾，但其实作为心理咨询师，我们从来访者身上学到的东西和他们从我们身上学到的东西一样丰富，这是一种双向的生活经验交流，共同促进咨询关系，帮助彼此丰富见识。

我发现，当我向来访者叙述自己的过去时，他们会因为了解别人有过怎样的经历而感到解脱、释然。认同他人的经历对疗愈非常有帮助，它能够真正帮助一个人在逆境中不至于感到孤独和被孤立。作为一名心理咨询师，我认为分享自己的故事大有神益，但前提是要与讨论的主题和治疗关系的持续发展相关。来访者和心理咨询师之间必须有明晰界限，而与此同时，关系也需要促进和维持。所以，我愿与你分享一段自己早年的人生经历。

我的故事

我在伦敦西南部长大，父母都是高知，我是四个孩子中年龄最小的。出生时，我的父亲已是知命之年。他风度翩翩，是真正的绅士。二战时期，他曾在英国皇家海军服役，后到英国广播公司从事出版和新闻广播工作。他热爱圣乐，于是成为布朗普顿地区（位于伦敦西部）的音乐总监。我的母亲是爱尔兰人、专业的歌剧演员，我们总是沉浸在她优美的歌声中，她是我们可爱可敬的母亲。年幼时，我记得她给我讲过很多神话故事——神秘莫测，充满幻想，超脱自然。难怪我从小就爱幻想，想象力丰富，行为怪诞。感谢母亲教会我探索之道，怀揣大梦想。

我的哥哥姐姐们博学多才，名校毕业。但我就不一样了，我有轻微的阅读障碍，极度敏感，自由自在，无法适应竞争激烈的校园生活。我热爱生活，但也恐惧生活。我不知如何作为，何以成就。我羞怯、焦虑、自贬、自卑。我在学校总是受欺凌，压力越来越大，多次转学，然而没有什么改观。恐惧每天都在吞噬着我，无论走到哪里，我似乎都无法摆脱它。

在我 12 岁那年，母亲被确诊为结肠癌，经过 5 年的抗争，她去世了。在她与病魔抗争的过程中，我渐渐不再关心与学校有关的任何事情，开始酗酒来麻痹自己，减轻痛苦。母亲去世后不久，我退学了，因为生命太过短暂，而在一个显然不属于我的地方，实在太过痛苦。我多次尝试当模特、去演戏，但都以失败告终。后来我决定加入一个乐队，因为遗传了父母的音乐天分，我开始写歌，终于找到了让自己有真正归属感的生活方式。酗酒、嗑药也融进了我作为摇滚乐手的生活之中。

5 年后，在我母亲忌辰的第二天，哥哥理查德因过量服用美沙酮而死于家中，年仅 32 岁。从小到大，我们手足情深。失去母亲，又失去了他，这对我的人生影响巨大。我永远无法忘怀，母亲因癌症离世后，父亲悲痛欲绝，又惨遭丧子之痛，这让我备受煎熬。

坦率地说，我当时什么都不在乎了，药物成瘾。戒断前，我每天摄入成瘾药物，喝酒无节制。我让自己陷入无穷尽的黑暗危险之中，老实说，能活下来也是万幸。

我成瘾症状愈加严重，还会为了缓解气氛说一些类似"我记忆里从来都是酒绿灯红夜未央"这种轻浮幼稚的话。我当时真的迷失了自己。

幸而有两个人挽救了我。第一个是我当时的经理——卡罗琳电台的创始人罗南·奥拉希利，他总是十分信任我，常常说虽然自己没有儿子，但我就像他的儿子一样。对我而言，他像父亲，也是榜样。他不断提醒着我，我并不笨（我一直以为自己笨，因为我在学术上没有什么造诣），他允许我自由地表达愤怒。因为罗南本身就是天生的叛逆者，他接受我的无政府主义，并没有担心这会带来什么不好，正因为如此，我总是可以真实地表达自己的意见，感受真正的自我价值。

还有一个是我不知道名字的小男孩。23岁那年，我邋里邋遢，胡子拉碴，酗酒，嗑药。有一天，我坐在街上，从两天的嗑药狂欢中清醒过来，一位妈妈和她的儿子从我身边经过。小男孩停下来，看着我问："妈妈，他没事吧？"我永远不会忘记那一刻。我的内心就像突然被点亮了一盏灯。因为这个孩子有纯粹的爱心，透过外在关心我，这重新点燃了我内心的希望和爱，这些是我很久都不曾拥有的。很奇怪，那天他只是简单地关心我，他的眼中没有任何评判，他让我觉得自己仍是一个有价值的人，而不是一文不值的垃圾。那个奇特的瞬间和人与人之间的爱的传递，给了我力量，让我焕然一新。

我突然意识到自己已经受够了过去的生活方式，知道自己需要改变了。不改变，就完了。我进了戒断所，接受了心理治疗，终于戒掉了药瘾和酒瘾。

总的来说，我有一个美好的童年，有爱我的父母，但我个人的核心问题是，我从未感觉到自己被人真正关注过、倾听过。因此，我感到孤独，常常遭受误解，总是有些愤怒。我还发现，自己不会与德高望重的人相处，对生活中的任何事物都不愿担起责任。在建立信任和亲密关系方面，我感到很困难，因为我总是觉得每个人最终都会离我而去，或让我失望。简而言之，我太过焦虑，压力重重，不知道自己是谁，也不知道自己该何去何从。故而，我做了一件现在需要你来完成的事情——自然地把一只脚迈向前，开始定期散步。我那时经常在温布尔登公园和里士满公园散步。

每天散步，让自己沉浸在大自然中，给了我重建生活的力量。走在树丛中，我感受到了一种真正的归属感，并且与一种呵护我、支持我的能量相连接。当我走在路上时，我意识到自己比过去更强大、更具野性、更有力量。散步能保护、滋养我，并为我提供看待事物的深刻视角。就在那时，我意识到大自然就是我万能的父母。也是从那时起，我开始花时间去建立这种联系，培育这种关系。

　　由于母亲和哥哥的去世，爱在我很小的时候就消失了。但当我走进树林、田野和公园里时，我又重新发现了爱。大自然没有评判我，也没有对我提出任何要求，它只是让我沉浸其中。我曾被发生在我身上的一切以及我对这些事情的反应压得喘不过气，但大自然牵着我的手，指引我经历各种情绪变化，让我再次感受到平静，重新掌控生活。散步为我提供了一个中立的空间，让我发现自己是谁，消除内心的"噪声"；让我能够与自己的思想和感受建立联系，并清晰地观察、关注自己的思想和感受，哪怕它们有时如狂风大作。

　　我们都属于大自然，如果我们向它敞开双臂，它也同样会接纳我们。

压力、社会还有你

对许多人来说，我们现在所处的世界日新月异，我们所承受的与十年前不可同日而语。互联网和社交媒体已经不可逆转地改变了我们的工作环境和个人生活。我们在工作压力很大的环境下生活，不仅要做好自己的工作，还要被他人认可自己的工作。我们总是保持工作状态，随时准备处理各种事务。休息、喝杯茶，甚至是喘口气的时候，我们都不会放松下来。

随着科技的迅速发展，我们下意识地被迫跟上时代的潮流。无论我们如何检查再检查，似乎都永远无法满足工作的要求，也无法适应社交媒体给我们带来的压力。结果，我们的自尊心受到了极大打击，因为我们经常拿自己和那些看着更受欢迎、更有成就、做得更好的人进行比较，尽管事实上我们并非如此不堪。

当然，我们可以隔绝一切，然后一走了之。但这又能坚持多久呢？科技和工作压力是潜移默化的——总有一些事情需要回答、更新或评论。还有就是有名的 FOMO（fear of missing out），即"错失恐惧"。我们谴责青少年沉迷于手机，可实际上，作为成年人的我们，是否真的比他们做得更好或更明智呢？

快节奏的高科技社会对我们施加的要求导致了压力过度。根据心理健康基金会的说法，压力正在损害英国数百万人的健康；他们说，这是"我们这个时代，大众面临的严峻健康挑战，但它并没有像身体健康问题那样引起重视"。

压力是我们对任何被视为威胁的事物的本能感受，它让我们进入一种"反抗、逃避或麻木"的状态。几千年前，这种威胁的表现形式可能是野生动物或其他部落的人对我们的追猎残杀。随着时间的推移，虽然威胁的来源已经发生了变化，但是我们的反应机制基本没有什么变化——当我们的身体释放出肾上腺素、去甲肾上腺素和皮质醇时，我们转向高警戒模式，为必须做出决定的事情做好准备。

从短期来看，这种反应是有益的，因为它督促我们做决策。但当我们不断地面对各种威胁时，如繁重的工作负担、家人无休止的要求、众多待办事项和无所不在的社交媒体，我们的肾上腺素和皮质醇水平一直在升高，我们很容易受到压力的破坏性影响。不论是短期还是长期高强度的压力，都会迫使大脑进入视野狭窄的状态，我们很难看到生活中的其他事物。随着我们逐渐失去对真实的、重要的和有意义的事物的判断感觉，我们的家庭和社交生活也将不可避免地出现各种问题，并伴随严重后果。我们也会失去清晰的自我意识，开始做出一些糟糕的决定。不仅如此，还有一些其他症状：

· 恐惧或焦虑

· 忧虑

· 想要竞赛

· 感觉被肩上的责任压得喘不过气

· 被工资捆绑住

· 易怒

· 抑郁

· 总是感到筋疲力尽

· 睡眠困难或常做噩梦

· 暴饮暴食或厌食

· 饮酒过量

压力经常是心理咨询师帮助很多来访者解决的问题驱动力，导致我们称之为"倦怠"——身体咆哮着："受够了！"2018年英国心理健康基金会智库的一项调查显示，四分之三的成年人因为压力过大而感到不堪重负或不知所措，导致每年损失1250万个工作日。如果把这个数字乘以世界上所有发达国家的经济总量，我们就会面临一个十分严峻的问题。事实上，世界卫生组织已经将其描述为一种"流行病"。

现在让我们来听听我的一些来访者的看法。首先是贝弗利，她在国家卫生部门从事着她热爱的工作，虽然压力很大。

从我的关系维持和家庭维护角度来看，似乎一切都要破裂了，因为我每天工作13小时，回家后压力也很大。我从不认为自己过度焦虑，但我却越来越焦虑不安，并且在上班路上感到恐慌。当我快到工作单位时，我感觉恐慌就要跳出喉咙，每天都要痛哭至少一次，这一点都不像我。如果不上班，我就在家里哭，这样的生活太可怕了。

贝弗利

我第一次见到贝弗利时，她就像是一位典型的来访者，忽略了自己的幸福和心理健康，不懂得"照顾自己"这个概念。她承受如此重压，导致脸部经常发红，让人误以为她是个酒鬼。其实，她不饮酒，只是压力在她的肤色中表现了出来。在那段痛苦的日子里，我坦白讲，她看上去比现在老 10 岁。

我的全科医生让我请 3 个月假，但我做不到。工作是一件让我引以为傲的事。我是津巴布韦人，工作对我们太重要了。如果我不工作，谁来照顾病人呢？谁会关心患者，还有我的团队怎么办呢？我会内疚，想不清楚怎么做才是对的。事后看来，我当时很愚蠢。

贝弗利

卡特里娜是我的另一位来访者，她介绍了自己的背景、职业前景，以及由此带来的压力如何导致她放弃了工作。

我单身，工作压力很大，在很多方面都面临问题，包括自信心和超重。一般来说，我总是觉得自己的生活很没意思。从小我就觉得，自己必须有一份能赚大钱的工作，我执迷于此，把生活抛在脑后。我的兄弟姐妹都曾在公立学校学习，成绩糟糕，所以父亲出钱让我去了一所女子私立学校。对我来说，这种氛围并不好，我深感内疚，觉得不得不成功，但那却是一个让我备受欺凌，感到耻辱的地方。

卡特里娜

卡特里娜是一个非常聪明但又非常敏感的女性（这两点特性通常同时出现），她完全忽略了自己，每天工作 12 小时，没有休息时间，并且周末也不休息。她感到自己被薪水捆绑住，失去了对自我的认识，无法摆脱自己所处境地的恶性循环。她迫不及待地想要解决这个问题，并对能很快实现这个目标抱有不切实际的期望。

我们在序言中读到的维多利亚，她在 15 岁时被一位全科医生误诊为临床抑郁症，10 多年来，她承受着这个疾病名称带来的痛苦。她在一个高压行业里工作，与一个欺负她的经理发生过矛盾。维多利亚的解决方法就是饮酒、嗑药和放纵狂欢。

我跌入谷底，无法与人交谈。不知道为什么，我就是感觉伤心。我的上级对我发怒，出言不逊，我只会哭。大家认为我非常自信，但我内心非常害羞、敏感。我用经常出去狂欢来掩饰自己，每天晚上都会开心地出去，什么事情都说"好"。我从来没有想过自己的问题，喝酒给了我缺失的自信。

维多利亚

贝弗利、卡特里娜和维多利亚以不同的方式应对重压。将她们的故事联系在一起，可以看到，她们的解决方法都不健康，毫无帮助，只是一种短暂的逃避方式。她们都没有任何自我关爱的想法，也都非常不愿意在一个封闭的治疗室里敞开心扉——三人都觉得这种治疗方式让她们非常不舒服，但还好她们都意识到自己必须做点什么来减轻自己的痛苦。

走进营地的第一步

认识到自己正在承受压力并不难，买了这本书，你已经迈出了第一步，并了解到压力对你或你所认识的人来说都是问题。但解决问题会涉及某些行为和生活方式的改变。这需要你勇敢地面对自己的脆弱。

有时，它可能只是绝望带来的馈赠，帮助你根据自己的感受采取行动。从理论上说，如果压力与工作相关，那么你现在就可以站起来，走出办公室门，一去不返。这是一个解决方案，对吗？但这太激进了。你仍肩负责任——可能有账单要付，有人要照顾，虽然这些都不应该阻碍你与真实自我重新建立联系，但在采取行动之前，你仍需要考虑一些现实因素。

在应对任何挑战或面对任何需要改变的事情时，最好的方法就是先迈出一小步。那些追寻更好的生活方式的人，一个常见的错误就是草率地、不计后果地做决定，结果却一败涂地。谁都不可能一下就爬上山顶。此时此刻，你只是在接近营地，你的生活需要的是"可管理性"——能够做出选择和决定，让你掌控自己的生活。正是可管理性的缺乏造成压力，因为你缺失生活的界限，无法建立现实的目标，难以看清形势，不能评估事物的真正价值。狼不会盲目地冲向猎物，它会考虑并等待最佳的行动时机。你已经承受了足够的重压，而不能做出重大决定。只要你建立了一个个实现小目标的途径，那么就可以开始思考并计划你的第一次散步疗愈。

在这个过程中，你需要考虑以下 3 个方面的自我：

· 心理层面

· 生理层面

· 精神层面

要想保持心理健康，必须关注这 3 个层面。但这三者需要像一个团队一样相互配合、通力合作，才能达到真正的平衡状态，带来幸福感。让我们从散步疗愈能带来的益处仔细研究一下。

心理因素

当你出于疗愈目的而散步时，你的大脑会与你的身体动作配合起来工作。大家常说"站着思考"，这是有理有据的。如果我们长时间坐着，大脑的认知活动区域（前额叶皮层）的反应要比站立和户外运动时慢很多。坐着的时候，动物性脑神经会认为我们不是在吃饭、睡觉就是在梳洗；而在走路的时候，动物性脑神经会变得特别活跃，效率也会加倍，因为它认为"我在狩猎，我在思考，我充满活力和生命力，我要保持警觉"。除此以外，散步疗愈还可以促进体内多巴胺、血清素、内啡肽、催产素以及其他物质如肾上腺素的分泌，让人有一种自然的兴奋感，整个人感到精力充沛、幸福而充满活力。

情绪和肢体表达是沟通和社交的必要条件。你的姿势、手势和行动方式，无论是有意识还是无意识，都会表露内心真实感受。散步可以帮助我们放松身心，高效消化内心感受，并鼓励自己用肢体语言表达出来。这是我从室内面对面的治疗过渡到现在这种方式之后，在来访者身上看到的最明显区别。

在户外的自然环境中散步大有裨益，因为声音、气味和风景让我们勾起回忆、激发思考和感受。

生理因素

散步对身体大有益处，它可以降低血压，消化、疏导不必要的负面情绪，缓解身心压力。散步还有助于降低胆固醇水平，促进新陈代谢，减轻体重，改善全身的血液循环，为器官输送更多的氧气和营养，让思维更加清晰。

散步这种身体力行的方式，在必要的时刻提醒我们，坚持并优先考虑自我关照。

精神因素

"精神"这个词让有些人感到不适，贝弗利就会这样，所以我用了"连接"或"归属"这样的词。不论你更喜欢哪种说法，都不要因为散步疗愈深入精神层面的解释而反感。虽然我们都是由物质构成的，但是在我看来，不可否认人类"精神"的必然存在性。而且，总的来说，我们都有一种原始的需要——与彼此和自然建立联系。

我因自己过去不相信这一点而感到后悔。我们感觉与周围的生活脱节时，就会变得很不稳定，遭遇情感问题。以我之见，若我们承受高压，就会让视野受限，眼里只有那些让自己压力倍增的事情，却忽视了那些可以治愈我们的事物。

置身于大自然中，它为我们提供精神支柱、一个立足点，这是一种必不可少的连接。如果你能看到并感知到这一点，就算它只是一闪而过，在你外出散步后，也将领会精神层面的连接对我们的疗愈、幸福和健康有多么重要。现在，让我们来听听杰瑞说了什么，他非常喜欢散步疗愈带来的精神连接。

　　我经常把自己所处的环境看作我精神状态的反映。在封闭的房间、办公室，或在需要承受各种压力的家里，特别是在大多数人所处的封闭的城市中，身体所处的外部环境直接影响精神状态，让人感觉自己被围困或囚禁。但只要我走出去，便一下子觉得轻松很多，心态也会随之改变，感觉自己得到释放。这种感受可能直接来自我对周围空间的感知。

杰瑞

找回时间

　　至此，希望我已经让你开始关注户外散步的益处。但是去执行还是有困难，对吗？理所当然，这是一件要优先安排的事，也是一份对自己的责任，只是你没有时间去做。你有工作要忙，有截止时间前必须完成的事务，有让你费心劳力的上级，而且不能让孩子们自己去参加校外活动，还有很多家务等着你去做……

　　我明白，你的时间如此宝贵，特别是当工作占用了你很多时间时，但是，拖延下去或是找借口不到户外去活动，只会让你更加缺乏自我关照的意识。如果你想把散步当回事，并希望它能疗愈自己，重新连接真实的自我，真实表露自己的思想、价值观和信仰，借助大自然修复这种连接能力，那就真的必须优先安排属于自己的时间。请务必对自己做出承诺，并坚持下去。

我不是要求你去攀登珠穆朗玛峰，或是徒步横跨整个国家，我只需要你说："现在是属于我自己的时间。我要管理、利用这段时间，让它为我流逝。"这样你就明确了自己拥有掌控时间的权利，明晰了那些在你生活中模糊掉的界限。安排一周的散步时间，让它成为必须，没有商量妥协的余地。

练习：20 分钟

那么开始吧，我们做两件很简单的事。

首先是泡一杯茶或咖啡。除了享用这杯饮品外，不做任何事。你也可以走出办公室外出享用午餐，或是打个电话聊聊天。单纯去享受这些事。只要 20 分钟就可以，做些工作之外的事情，不动用科技，不做家务或是任何你下意识觉得比自己重要的事情。走出去，到街区附近走走，抬头看看天空，呼吸新鲜空气；或到外面和同事聊天，不谈论工作。最重要的是，你做这一切都只是为自己。

接下来是第二步，完成上述的某件事后，把自己做了什么、有什么感受写在日记里或是下方空白处。记录为自己划出必要的界限后你有何感受。哪怕很短暂，也要为自己留出这样的时间。

在20分钟的休息时间里，我 _____

_____

之后，我感觉 _____

_____

我害怕自己跌入低谷，但现在我做的一些事情对自己帮助很大，比如喝杯茶、给姐姐打个电话或去看看我的小侄女。有时我在冬天会有季节性情感障碍（SAD），这时我会晒晒太阳，改善情绪状态；有时也会去跑步——跑步时不那么容易哭出来。这些简单的小事足以让我振作，从低谷中走出来。

维多利亚

我希望你每天都能有几个专属于自己的20分钟，每一天都是。这将帮助你养成自我关照的习惯，同时认识到抽出时间做些小事并不自私，从长远来看其实是非常有益的。你也可以从另一个视角来看待这种练习，看看为了腾出更多时间，有哪些事可以不做。是否可以把买菜、洗衣的安排推迟一天，是否可以为了更能提高生活质量的事情腾出一些时间呢？能否关掉手机，暂时把社交媒体抛在脑后呢？

为了让你投入到散步疗愈中，更多地尝试本书提及的练习，我希望你再做一件事，就是买一双舒适的步行鞋或靴子。去商店买些合适的装备，不但穿上舒适，而且是什么天气都能穿的，这就表示你的身体与精神都做好了准备，要开启一段"为自己"的旅程。如此你就向大脑传递了这样的信息——为了完成它，再大的风雨冰雪，再多的泥泞坎坷都无法阻拦自己。就像热衷于徒步的人常说的："没有所谓的坏天气，只有准备得不充分。"充分的准备是实现散步疗愈的基石。所以为了即将到来的旅程，请一定要安排好时间，准备好装备。

第 2 章

迈向真实自我的第一步

如果你生活在狼群中，就必须像狼一样行事。

——尼基塔·赫鲁晓夫（1894—1971，曾任苏联共产党第一书记）

狼是一种非常善于观察的动物，像大多数野生动物一样，狼的生存能力与它的观察能力紧密相关。狼也会根据自身情况，利用直觉做出决定。

在当今世界，人们常常经受他人审视，而不是主动观察，特别是在工作中。无论我们的职位有多高，都总是觉得自己一直在经受审视，而且随着我们在工作中不断攀升，这种感觉也越来越强烈。我们的表现决定评判结果，自己就像是马戏团的动物。而那些给我们打分的人，也会由比他们职位更高的人来评估。就这样无休无止。

我们可能从生活的方方面面质疑自己，心有惶恐：我是个称职的父母吗？我是个好丈夫或好妻子吗？我到底是谁？正如你在上一章读到的，所有这些疑虑、恐惧和不安都会变成头脑中的"噪声"，给身体带来压力。但是，如果我们能暂停向后看，花一小会儿的时间正视前方和观察周围到底发生了什么，屏蔽那些从四面八方袭来的"噪声"，就可以找到直觉，倾听真实的自我。

漫步于大自然中，你会置身于宁静、平和的环境，你可以开始漫无目的的思想活动，过滤掉那些有目的的想法。你真实（或真正）的自我可以穿透周围的一切（包括他人对自己的看法和态度），引导你做出对自己最好的决定。

冷静面对各种困难，让真实的自我从说"我不能""我不会"过渡到说"我可以""我会"。这种转变一旦发生，由于你对自己负责，所以很快就会感知到自己的力量。虽然这并不总是那么容易，尤其是在刚开始的时候，但还是应该尽力探索。与任何值得做的事情一样，练得越多，就会做得越好。

最后还有一点非常重要，既然开始散步疗愈，就从心底去理解、认可和坚持。行走时，踏踏实实地倾听大脑的声音，不加任何评判，听听它要和你说些什么，无论好坏。只要你接纳了它，就拥有了掌控它的力量。

摩拳擦掌

要紧的事先说——我想请你记录下散步的时间。没有什么"如果""但是"或别的什么借口，只需你查看未来一周的日程安排，然后安排 1 小时的散步时间进去。1 小时太长吗？我不这么认为。要知道，即使是那些日程满满当当的人，每周也能抽出至少 1 小时来散步。所以现在就把它写进你的记事本或电子日历中吧。你可以选择早上、中午或者晚上实施你的计划，具体取决于你自己，不过我发现早上散步效果最好，因为那时头脑清晰，而且这也是保持放松，开启一天工作的好方法。

你已经做出安排了吗？真好。在整本书的阅读过程中，你会发现我尽量不设硬性规定，但在某些方面，设定基本规则是非常必要的，做行走记录就是其中之一。我称其为"可监测的努力"，把它固定下来，自尊心也会受益。它让你与自己的力量感保持连接，特别是在你可能感到脆弱，对未来感到迷茫的时候。

去哪里呢？

在你随心出发之前，先思索一下你的居住环境。是城区、郊区还是乡村？如果是乡村地区，你可以非常容易地找到绿色空间，并在其中穿行。如果是城区或郊区，你可能会觉得自己接触大自然的机会非常有限，但是请注意：我们的居住环境里也是有绿色空间的，有时甚至大到令人惊叹，不要忽略了！比如伦敦有 3000 多个公园、超过 140 平方千米的公共绿地和数量高达 800 万棵的树木。所以，即使居住在高度都市化环境中的民众，也没有什么借口不走进绿色空间。

你不一定非要在大自然中行走，才能让心灵得到疗愈——不过行走在自然中的确很有帮助。尽可能地去寻找一些绿色地带，不必抱有"只有在旷野中漫步才能疗愈伤痛"的执念。

如果你是上班族，为什么不在上下班路上增加步行的时间呢？比如提前 1 小时出门，合理安排时间并不会耽误你准时上班；或者你可以在下班回家的路上选择步行一段路，把公园、树林或河边地带划进回家路线里。探索自家周围是个很好的主意，你可以渐渐发现自家附近所有的绿色空间和步行小径。

我步行上班时会经过摄政公园，哪怕是在伦敦的市中心，我也会慢慢地穿过草丛，关注脚下的感觉。我与周围空间接触后，可以体察到人的本性，没有了压力和评判。其中很重要的是为自己创造空间和时间。拒绝"做什么"需要非常自律，而抽出时间悠闲漫步则需要更加自律。

杰瑞

一本散步日记

我发现，坚持记录散步的来访者可以跟踪自己取得的进步。记录不需要很复杂，只需在出发前记下每次散步的日期、计划时长、地点和当时的感受，在散步结束后记录当下的感受和散步时的见闻和感知。

来访者马特曾在一段长期关系破裂后陷入抑郁，其间他坚持写散步日记。曾经马特的世界是围绕着前女友存在的，他们还有一个孩子。对他来说，分开后的生活是如此糟糕，远超他的想象。

下面是他第一篇散步日记的摘录：

6月7日

我要去散步的地方：当地的树林。

多长时间？ 1小时。

和谁一起？和我的狗。

出发前我的感觉：沮丧。长期高压力，碌碌无为，缺乏时间管理，太担忧未来。精神上的负担太多。

现在散步回来的感觉：慢下来了。从对过去和未来的多虑中抽离出来，但必要时也允许它产生，如果可能的话，把注意力重新聚焦在"此时此刻"。

听到了附近高速公路上的声音，但声音比较远，无须在意。背部和肩部因行走而感到酸痛，感觉疲惫但充满力量。发现了狗的狩猎本能。观察到它的警觉性、敏捷性、对刺激物（如松鼠等）反应灵敏。狗已经10岁了，但看起来还很有活力。

回来的路上，我在安静的地方找到一张长椅，在上面睡了一小会儿。睡意蒙眬间，有一首歌在脑海里回荡，是滚石乐队的 *Beast of Burden*。等醒来的时候，我听到一个词"放下"。

出发前记下你的感受，让自己对即将开启的散步旅程做好准备、有所期待。这很重要，因为它意味着你开始专注于为自己做些事情。你的时间宝贵，投入到自身的时间更是稀少，为此做好准备吧，利用散步治愈心灵与精神。

为散步做好准备也需要你控制好时间，易于管理——就像我们之前谈论过的（请参阅第019—022页），缺乏可管理性往往会导致压力、焦虑、变动和混乱。在你还没有迈出第一步时，那些看似微小的准备活动帮助你了解时间管理和责任的重要性。

如何散步？

太简单了，对吗？你只需要把一只脚踏向前，开始行走。好吧，也不完全是这样。

请记住，这是你第一次尝试散步疗愈。你已经选择做出一些努力改善焦虑、脆弱、沮丧、绝望和压力大的状况。这些内在情绪很可能外向显露，比如你可能行动迟缓、沉重，头脑昏沉，肩膀下沉，就像是自己向身体不断施加压力。

这种负担沉重的感觉不会马上消失，但我们可以采取一些措施来减轻，让自己更容易承受。所以，与其低头走路，不如注意自己的姿势，挺直腰板，充满活力和自信地前进。试着自信地走5—10分钟，就算知道自己在假装自信，看看感觉如何。你可能知道这是假装成功，它源自"皮格马利翁效应"，我们将在本书后续部分展开探讨（请参阅第117—118页）。现在，你只需要知道它是有效的就可以。

充满活力的走路姿势可以帮助你重新训练大脑，告诉身体需在运动时保持昂扬。更具决断力的人也会更加认可自己，更加自信。你的一举一动都会影响大脑神经网络，所以调整走路姿势是开启积极行为的绝佳新练习。

这样走路还能帮助你把消极能量转化为积极能量，让你长期受益。慢慢地，今后你在面对任何决策时，都会更加自信，更加果断，少一些焦虑和拖延。

不过现阶段，我们还是集中精力，让自己在1小时的散步中感觉好一些。下面是一些建议，帮助你更加自信地散步：

·大步走：保持大步快速行进的同时，步伐强劲、自信、有力，前后摆动手臂，配合步幅。确保每走一步都要实实在在地踩下去，这样你才能与地面连接起来，而且它可以帮助你排解消极能量，还有助于缓解压力，降低皮质醇水平。

·姿态有力：肩膀向后，保持头部昂扬，姿态挺拔，改善核心力量，保持身体平衡。保持平稳良好的步伐和步幅会慢慢提高你的耐力和体力。经过 30—60 分钟的散步，你会感受到这项运动的积极效果——所以想象一下，如果你每周这样运动 3 次，会有什么体验呢？

·想象丰富：当你散步时，保持头脑积极活跃，挖掘想象力，会对你非常有帮助。允许思想有自由漫步的空间，让它接触内心的创造力。既然动物允许自己漫游、观察和遐想，那么我们也可以。年轻的时候，我曾经假装自己是一个巨人，从屋外的石路上跳入另一个国度。以这种方式发挥自己的想象力，特别是回想起童年记忆，我们可以创造出轻松愉快的动力和空间，远离现实困境。

请关注散步疗愈的 3 个核心要素——心理、生理和精神（请参阅第 016—019 页）是如何协同工作的。大步行走可以增强你的身体力量，释放紧张这种负能量，同时大脑也在传送信号，产生活跃的化学物质，让你对自己更有信心。你踏出的每一步都会感知到大地，这种行动在精神层面连接着你与大地和自然，即万物之母。

把科技丢在脑后

人们习惯走到哪儿就把手机带到哪儿，我也不例外，对此我不做任何评判。问题是，我们散步时需要带手机吗？散步时是否需要借助耳机听音乐、播客或放松的音频呢？我的建议是，尽可能不带科技设备出门或至少关掉手机。

散步疗愈的主要目的是建立与自然的紧密联系。如果你听音乐或盯着自己的手机、社交媒体，那么你的冥想就会被打断。这对我们沉浸于绿色空间影响很大。在自然中，我们疗愈所需要的声音就在身边，把自然的声音融入进去吧。散步时若有人打来电话，问你能不能这样那样，那么这次疗愈会变得无效。

在城市里，情况可能有些复杂，因为交通、建筑工地甚至是过路人的谈话等，几乎在你离开家时就开始干扰你与自然的连接能力。如果你能自动屏蔽这些干扰，那就太好了。但如果你发现这些给自己造成了困扰，那么请你一定借用耳机和冥想音乐，记住最重要的是连接自己与大地。如果可以的话，请试着将手机调至静音状态，无视社交软件。这是一则常规，记住这是属于自己的时间，不与他人分享，不应被他人侵占。（有关科技话题的更多内容，请参阅第4章。）

练习：我们的第一次散步

这是我们第一次一起散步，我想确保它简单易行、可管理。你要了解自己的日程安排、可以散步多久，请确保已经提前为此做好充分准备——查看天气、选择路线、关闭手机。

出发之前，你只需花费5分钟即可审视一下你的总体感觉（例如压力、焦虑、疲倦、忧虑）和具体的步行方式。你无须说出自己希望从中得到什么，重要的是过程，而不是目的。记录散步日记或在下方留白处记录自己的感受：

在出发之前，我的感受是：

- _____
- _____
- _____

为了这个特别的练习，保持缓慢而稳定的步伐至关重要，同时（如上所述，请参阅第030—032页），即使你情绪低落，也要昂扬行走，身体姿态是抬起头，肩膀向后，仿佛你正在重获自己过去丢失的某些力量。

目前，我并不是要求你苦苦思索自己的问题，争分夺秒地寻找解决方法。首先，你必须建立良好的散步习惯，学习如何关注周围环境。不要故意将不愉快的想法推开，而是接纳它们，让它们出现，同时重新专注于当下的所见所闻。保持良好的步调，保持警觉。尝试用新的视角欣赏周围环境。想一想：

· 你能说出多少树名或鸟名？

· 如果天冷、天暖、下雨或刮风，你感觉如何？

· 在这条路上，你发现了哪些从前没有注意到的事物？

· 如果你之前从没有来过这里，哪些事物最吸引你？

· 手机不再嗡嗡作响，没有了这种过度频繁的刺激，感觉如何？

· 如果你身处绿色植物之中，周围比较安静的感觉如何？

· 如果你置身于都市或郊区，如何应对嘈杂环境？

在散步过程中的某个时刻，当你感觉准备好了，可以尝试加速、减速。关注步伐的变化带给你什么感觉。你快速行走时，通常会发泄愤怒与压力；你脚步放慢时，自己会放松下来，均匀呼吸，扩展狭窄的视野，抬头看看树木，望向天空，拥有更广阔的视野，靠近自己的真实感受。

在你步行的最后10分钟,有意识地记录自己的感受,如快乐、悲伤、焦虑、兴奋、好奇等,这时候你可能想放慢脚步,甚至想坐几分钟。

散步的过程中,我经历了:

- _____
- _____
- _____

以上这些经历让我感觉:

- _____
- _____
- _____

现在,继续散步,直到计划的时间结束。完成后,再短暂休息一会儿,记录下这次散步给你带来的总体感受:

散步结束后我感觉:

- _____
- _____
- _____

希望你会觉得这次散步对身体和心灵都有裨益。事实上，你已经开启疗愈旅程，朝着正确的方向迈出了积极一步。整理好你上面写出的内容，带着它们进入下个阶段。翻开下一章节前，请你再尝试多散步几次，关注自己的感受和情绪变化。

现在让我们看看瑞安的记录。他来找我的时候，身心已经因为工作高压、痛失亲人、遭遇离婚而满目疮痍。此外，他还受困于自己的情感问题。简而言之，瑞安已经不认识自己了。当他明显感觉面对面的诊室治疗很不舒服后，我建议他尝试散步疗法。下面是他在早期阶段对此的一些看法：

从某种意义上说，散步就像一种解脱。我当时非常紧张，但散步让我的身体活动起来，投入到一些积极的事情中，就帮我缓解了这种感受。那是属于自己的时间，我知道自己非常投入。散步变成了我积极开展的日常活动，成为一种仪式。户外有自然的寂静，但如果这种寂静出现在房间里，我就会觉得一定要填补进去什么。在户外，我会关注天空，欣赏景色；我可以调整步伐，时快时慢。散步需要技巧和操控，步调节奏十分关键。

瑞安

你可能需要散步几次才能适应自己的感受，但请坚信：你每走一步，都是在改变自己的生活，改变行为方式和思维方式。归根结底，开展散步疗愈需要做出承诺，采取行动。现在你的旅程已经正式开始，从此，一切都会变得更好。

第3章

羞耻感和倦怠情绪的恶性循环

> 羞耻感吞噬心灵。
>
> ——卡尔·古斯塔夫·荣格（心理学家、分析心理学开创者）

希望到目前为止，你已经散步过几次，也在坚持记录散步日记。（每次散步应至少持续30—60分钟，每周活动3次。）或许你会发现，等自己到达了预设的目的地，比如到达工作单位、回家或返回起点，那时就会感觉自己变得更加积极，对处理当日任务有了更好的准备。

很有可能你一直在思考自己的处境：自己是怎么走到现在这一步的；如果面对棘手难题，撒手不管会怎样。到目前为止，你的散步可能已经让这些问题浮出水面，因为在自然中漫步可以让难以表述的情绪显露出来。如我们看到的那样，散步时，催产素和内啡肽的释放可以让你放松下来，开始思考并面对这样的情绪。也许你已经注意到，自己常常情绪激动，或偶尔对自己和自己的处境有"一闪而过"的清晰认识。如果有这样的感觉就太好了，这证明你的努力开始起作用了。

散步是一种能够倾听自己内心声音的途径。倾听内心声音并关注自己的本能想法谈何容易，特别是当外界每天都有太多"噪声"在耳旁作响。可是，如果不去倾听内心声音，忽略自己的直觉，便是在不知不觉中抛弃了自己。

如果你自己想着："我很想去电影院（或去游泳，或见见朋友等），但我去不了，今晚我手头还有超多工作。"你就拒绝了值得重视、努力维持自尊的自己。等你开始发现自己抛弃了那个宝贵的自己，拒绝对自我的关怀，那么你很快就会感知到报复：悲伤、愤怒、快快不乐。

我们来谈谈羞耻感

狼和人类一样，如果环境给它带来负面影响，或是它无法适应某种环境，它就会感到羞耻。不过现实中，狼在相互支持的环境下生存，我们可以从狼身上学到很多。

羞耻感在心理治疗与自助中饱受关注，备受讨论，是个热门话题，但我发现大家并不了解它意味着什么，也不理解它。其实主要是因为我们不知道自己有这种感受，或曾经感到过羞耻。

羞耻感以一种批判性的消极声音出现，不断烦扰你，让你沮丧难过，感到自己如此渺小脆弱；也必然会让你以损害自己健康和幸福的方式生活，消磨到你精疲力竭。如果你内心发出这样的声音："你还没有做好要完成的任务，你不配去休息。

简直不敢相信，完成这么简单的事情要这么久，你到底怎么回事？……"那么你正在不知不觉中羞辱自己。

小时候，我因为学习成绩不如其他兄弟姐妹而觉得自己愚笨，十分羞愧。我认为自己就是很笨，这让我在学校的生活更加艰难。我退步严重，也不知向谁求助。我特别希望父母能够发现我学习有困难，遭受欺凌，可是他们都没发现（那段时间，他们也各有难题），所以我把忧虑深埋心中，感觉自己完全被困住，只身一人，也不敢表达自己的感受，害怕他们不会理睬，也不会帮我想办法。自此以后，这个世界让我没有安全感。后来我加入了一个乐队，开始酗酒、嗑药，这才找到一种逃避的方式，尽管这种方式非常不健康。

羞耻感的黑暗能量

你永远不会站到一个孩子面前说："你这么笨，不能出去玩。你必须更加出色，我才会爱你。"可是，你却允许心中"挑剔的父母"以这种方式和"内心的孩子"说话。你会听到这种指责，是因为自己十分敏感（我相信敏感是造成羞耻感的关键），于是你采取行动，寻求他人的肯定，认为自己"很差劲""还不够好""不值得""需要做得更好"。

当你感到羞耻时，就会打击、放弃真实自我的潜能和价值，从而：

· 害怕被拒绝

· 害怕失败

· 害怕被视为骗子

简而言之，你担心自己让人觉得"不够好"。

如果你在心理或情感备受打击的环境下长大，就很可能把童年时期他人对你的责骂转变成自我指责，而且通常在成年后也会一直延续下去。或者，你在小时候经常被忽视、忽略，很可能长大后也觉得自己不重要或不讨人喜欢。羞辱自己会给自己带来一种难以消除的恐惧，会使自己害怕被社会拒绝，害怕被视为低人一等。你觉得自己无法控制他人对你的看法，所以还没等他人有什么反应，你就先下意识地嫌弃、羞辱自己，试图获得一种控制感，就算这样做对自己的心理健康极其不利。

你会发现由此形成的恶性循环。羞辱的声音越大，我们就越难消除它。慢慢地，你失去了对自己的同理心，觉得自己不配得到理解。你再也无法与那些对自己重要的事物连接起来。由于你为自己设定的标准高得离谱，你很可能会有意或无意地羞辱自己亲近的家人和同事。

在一些所谓的"羞辱社会"，比如日本，控制欲不断地得到维持和强化，人们生活在内疚的环境中，自杀率远远高于其他国家，特别是处在工作年龄段的男性。西方还没有严重到那种程度（虽然有恶化的趋势），但毫无疑问，羞耻感和我提及的工作场所中存在的"上下级耻辱感"是过度劳累、让自己处于高压状态并最终精疲力竭的关键。

"羞愧—内疚—愤怒"的三角关系

那些常常感到羞愧的人也会觉得内疚，经常发怒。这主要是内化的，是针对自己的，但在持续的高压状态下，他们发现自己会回避、贬低他人，或对他人大吼大叫，以此来发泄自己的挫败感，掌控自己。比如，他们会这样羞辱自我："如果你不熬夜完成这项工作，你在大家面前就是个失败者，所有人都会看到你是多么无能。"我们可以看到这个三角是如何形成的。内疚，害怕失败，害怕可能让大家失望，于是催促自己加倍补偿，加班到深夜，周末也舍弃掉。

这些年来，在与来访者的接触中我发现，这种三角关系是导致工作压力和职业倦怠的常见原因。不论轻重，职业倦怠都是以一种隐蔽的方式悄然而至的。感到职业倦怠的来访者常常流泪，却不知道为什么。我告诉他们，哭泣并不总是因为我们难过。当我们有了内化、压抑愤怒和沮丧的感觉时，或者我们由于无法用语言表达出难受的感觉而痛苦时，我们也会哭泣。当我们自己没完没了地羞辱自己的内心感受、越积越强的内心愤怒开始沉淀时，此时的回应和反应就是肾上腺素和皮质醇水平上升并释放到体内。当我们的肾上腺十分劳累后，我们就会感到精疲力竭，这就是倦怠。在此，我们可以清楚地看到羞耻感与倦怠之间的关系，以及如果它们没有被重视和治疗，会有什么后果。但往往是我们的自尊心阻碍了我们寻求帮助，因为我们害怕被视为无能之辈，于是我们感到更加孤立无援，十分羞愧。

我们在第一章中提过的贝弗利就遇到了这样的问题：虽然她很关心别人，觉得自己不能让任何人失望，但她几乎没有或根本没有"自我关怀"的概念。总是将他人放在首位，很少关心自己，无法在工作中学会拒绝来保持界限，这些都是倦怠的表现。人们常常觉得自己完全受困，对他人的责任感也越来越强，因此不断地说服自己，觉得如果没有满足他人的要求，一切就都完了。

在贝弗利工作的英国国家医疗服务体系（NHS）等机构中，医护人员的关爱天性和对工作的热情常常被利用。不断减少的员工数量和增加的工作量意味着，如果他们已经处于职业倦怠的状态，那么说"不"就会变得越来越难，特别是当他们知道患者的生命危在旦夕时。

我想帮助病人，我知道自己有能力帮他们改善病情。我与很多家庭和孩子一起努力，尽力改善一些危急情况。所以我付出，付出，付出。我不是为了获得感谢，可人们总是希望得到更多。

我觉得自己很负责，我爱我的青年团队。我感觉自己身担重任，应该保护他们免受一切伤害。这听起来好像很雄壮，但这就是事实。

贝弗利

面对来自高级管理层日益施加的压力，贝弗利的解决办法是让自己承受更多压力。她不知道如何说"不"。单是让她在日记中为散步疗愈留出一些地方就已经很费劲了：

我和乔纳森约好了，我必须穿过市区，准时到达那里。这可不简单，它意味着我必须按时下班。可是，有事就离开，这样做就打破了我现在维持的循环。但它让我更加专注，多了一些属于自己的时间。

贝弗利

正如我们所了解到的，卡特里娜承受着巨大的家庭认知压力，她被要求"做得好"。

我是家里第一个上了大学的人，我觉得回报父母责无旁贷，我是为了他们而活，不是为了我自己。在我离职前，我有一个40人的团队为我打拼，他们依靠着我。我觉得自己要对团队负责，而不是对整个企业负责。我总是很落后。老实讲，我至今还在纠结这点，以前它发生了我也不会去注意，但现在我看到自己何时堕落——也许是暴饮暴食，我与自己对话，引导自己摆脱它。

卡特里娜

起初，卡特里娜并不愿敞开心扉，就连我们散步的时候也是如此。她质疑我们为什么要"再来一次"。但慢慢地，她通过散步疗愈了解到，自己从很小的时候就一直把工作看得比自己还重要。她因为缺乏自信，需要获得时刻掌控的感觉，认为如果自己放下肩上的责任，就会有能替代她的人，接替她的工作。也许她不放下自己所习惯扮演的角色，是因为她在逃避失败带来的恐惧，害怕让别人失望，害怕不再是孝顺的女儿、体贴的姐妹、负责的经理和父母。我认为，预想自己不再担任领导职务，更是增加了她对失去爱与尊敬的恐惧，那都是她极度渴望从别人身上获取的认同感。

我觉得自己在大多数方面都是个控制狂！我真的很挣扎。在职业上，我必须记住不要总是领导他人，要让大家自己发展成长，而不是一直帮他们做事。在我的个人生活中也是如此，我需要有一个计划。这让我的人际关系变得很复杂。我真正想要的是有人可以照顾我，但我却放不开手。

卡特里娜

也许不用说，我的来访者都知道自己不开心、压力重重或十分抑郁。总体来看，他们都是极度敏感的人，他们当中的很多人都会这样想：如果他们做一些不合常规的事情，或者对任何人、任何事情说"不"，他们便会感到崩溃。就算他们知道自己的身体承受着压力，感觉很糟糕，但他们依旧对做出改变感到焦虑。他们内心深处的孩子哭着说："我不想再继续这样下去了。"但却遭到忽略，取而代之的是满腹指责的父母，他们说："无论如何，你必须坚持下去。"

重新去感受

具有讽刺意味的是，我们越感到疲倦，似乎就越要承担额外的责任。

我专心致志地工作，兢兢业业，但也会感到不知所措，然后只能继续埋头苦干。我没有寻求帮助，也没有告诉任何人，直到我不得不休息一段时间，才改变了这种处事的状态。

我已经到达失去自我的阶段。我用心尽力地照顾父母，他们晚年罹患疾病，需要足够的支持。我养育了自己的孩子，经历过一次离婚。但我没有留给自己一点时间，以致自己陷入深渊之中。

我精力不足、睡眠不足、与人疏远、不愿开口、酗酒、吸烟过量，这一切都非常不健康……

瑞安

这样不仅不健康，在我们的界限被种种压力不断侵蚀的情况下，还会对自己造成毁灭性伤害。

在散步疗愈的初期阶段，你可能会面对各种各样的问题、想法和感受，这些可能你之前没有表达过，或是把它们搁置一旁了。如果你把这些看成一个个文档，可能会发现自己根本没有时间去处理，于是很可能出现之前提及的"情绪积压"状态。你开始散步时便会注意到，自己的大脑开始"重新整理"之前未处理的积压情绪，而没有只顾当下。其实这是一件好事。

如果可能的话，尽量不要过度思考散步这个过程中发生了什么。散步会刺激大脑，任何想法或感觉都可能出现，你不必去揣测或质疑它们。你只需让自己的各种想法出现，因为这样有助于你重新整理。如果你感觉有些想法和感受更需要宣泄，一定要在它们出现的时候记录在你的散步日记中，前提是你认可这种宣泄方式。于是慢慢地你会发现，随着自己积压的情绪越来越少，"活在当下"的状态也会越来越好。

下面的练习可以帮助你与呼吸连接起来。把各种干扰和"噪声"尽量降到最低，听从鼻子和嘴里吸入和呼出空气的声音，并尝试改变呼吸方式，可以刺激和鼓励听的过程，专注于"活在当下"。对于那些感到精疲力竭和压力过大的人来说，这个练习会很有帮助。当我们感到焦虑或压力很大时，呼吸往往很浅，如果继续下去，最终会因过浅呼吸而让身体承受更大的压力。这个练习专门用于散步时呼出自己的压力、挫败感和各种烦恼，让身体和大脑平静下来，帮助我们"自我调节"呼吸模式。我的歌剧演员母亲教会我吸气和呼气时如何连接膈膜，我也因此认识到这种方式对我们的呼吸有多重要。

练习：散步和呼吸

如果可以的话，请远离主干道，到安静的林间小径里尝试这个练习。沿着一条小径，穿过树林，让自己体验林木带来的独特安宁。若没有条件，请到一个安静的、没有什么干扰的露天空间下尝试。

当你到达散步起点时，请花一两分钟关注一下自己的感受。如果你在写散步日记，就把这些感受记录下来。然后，再花一两分钟与周围的环境建立联系。现在是一年里的什么时期？当前的季节让你感觉如何？如果天气潮湿寒冷，自己是否会觉得难过？如果天晴日暖，是否会情绪饱满？

1. 开始散步，用鼻子快速地吸一口气，持续时间不超过2秒。然后从嘴里呼气，持续4秒左右。试着这样做几次，来熟悉、习惯这个模式。

2. 然后，想象自己吸入的是新鲜的、充满活力的、清洁的能量，持续2秒。呼气时，想象自己把一切压力、挫败感和负能量一股脑儿地呼出来。同样，重复几次。

3. 接下来，试着关注自己周围的特殊气味，吸气时，尝试在你的脑海中想想这种气味的颜色。

4. 现在，问问自己："这种颜色让我想起了什么？""它是如何反映我目前如何看待自己的？"（比如，在最近的一次散步中，我吸气时突然察觉到了花的香气。它让我想到了粉红色，我由此联想到了治愈。）

5. 思考各种气味能让你想到哪些字词（我的是"治愈"），然后问问自己："我的生活是否需要增加这样的东西？如果是，当初为何会缺少呢？"

6. 接下来的几分钟有意识地探索你对上述问题的回答，但不要思虑过多。

你散步的时候可以重复几次这个练习，关注由气味联想颜色是如何帮助大脑进入更专注的空间的。完成散步后，请花一两分钟来思考一下你的感受和想法，如果可能的话，把它们记录在你的散步日记中。

请记住：你不是为了解决难题，而是为了看清问题的本质。还请记住，你的大脑正在有意识地工作，努力重新规整已积累的事物。所以，请允许自己与内心思想和感觉同行，不做评判。

有时候，我们几乎不可能把心中的羞愧表达出来。因为我们倾向于不惜一切代价藏匿可耻的感受和想法。放下羞耻感的方法是，在适当的时候向自己和他人表露我们的真实感受。

练习：与内心的羞耻感同行

这个练习是为了帮助你挑战总在内心责怪自己的声音，用更加关怀的声音替代它。

1. 写下你心里"挑剔的父母"与"内心的孩子"之间的对话。比如：

挑剔的父母： 看看你自己，又累又可怜。真是个窝囊废、可怜虫。你得坚强起来，努力工作。

内心的孩子： 我知道我看起来一塌糊涂。我好累，我到底怎么了？其他人好像都没有这么累。你说得对，我真是个窝囊废。也许我应该辞职，但这种念头让我压力更大、更害怕了。

2. 现在去散散步吧。散步结束时，回头看看上面那段话。我们要用更加关怀的声音对话，而不是羞辱"内心的孩子"。比如这样：

关怀型父母： 这周你每天都工作到很晚，而且工作量是合同规定的 2 倍，这也许不足为奇。当你疲惫不堪时，你很难推辞那些自己难以处理的事情。但这正是你需要去做的，你并不是没有能力，你只是需要休息一段时间来恢复元气，对自己温和一些。你无法预设他人的感受，有些人隐藏得很好，你无从得知。所以现在就专注于自己吧。

学习如何搭建更积极肯定的内心对话，帮助自己降低压力水平，慢慢地，这种对话会更加清晰。这个练习为你提供了一个非常有用的工具，你可以根据需要随时使用。请记住，随着皮质醇水平的降低，你会对自己有更加清晰的认识。渐渐地，这个练习让你有机会看到自己内心的对话被白纸黑字地记录下来，让羞辱声缄默，让你看到并了解到各种问题，而不是让问题在黑暗阴冷的角落里发酵。

走向光明的蒂安娜

当时，蒂安娜承受着巨大的工作压力，一位好友又刚刚离世，她感到悲伤痛苦，于是向我寻求帮助。起初，她觉得情况好转与散步之间毫无瓜葛。这些年来，连续不断的截止日期给她带来了巨大压力，让她付出了很大代价。蒂安娜认为给自己腾出一些时间毫无意义，而且很难做到。慢慢地，她的不快乐吞噬了她，人际关系破裂，同事也觉得她满腹牢骚。

一个初夏的清晨，我们在一片树林里开启散步旅程，那里有野地，有松树林，我们从树林里阳光充足的地方出发。"我不太喜欢树林，"蒂安娜坦言，"树林潮湿阴冷，还容易让人迷路。"尽管她知道自己有一些亟待解决的问题，但却发现自己对大多数事情都摇摆不定，包括丛林漫步这件事。我告诉她，树木茂密的地方可以从一种原始感觉上带给我们舒适。我们的祖先相信这是寻求庇护的安全之地。

"但这里也是危险的地方，"蒂安娜说，"可能会有野生动物掠夺你的物资或杀害你。"

"或许你可以从野性中学到什么，"我回应她，"并且学着去接受不确定性。也许你会偏离正轨，迷失方向。同样，你也可能发现一些你正在追寻的神奇之物。"

我们继续前行，走进树林里的一块黑暗区域。这里空气更凉爽，更静谧。鸟儿在树枝间飞来飞去。踩在松针落下的小径上，高大的树木好像放大了我们的脚步声——清脆响亮。我注意到，当我们走进这一地带时，蒂安娜越来越安静，我想这个时刻正是尝试散步和呼吸练习的好时机。

我们花了大约10分钟的时间来尝试这个练习，但是蒂安娜觉得很费劲。她承认："我就是闻不到任何异常的气味。我感觉根本没有什么特别的东西。我和这里的一切都没有什么联系。"

突然间，蒂安娜看起来非常难过。沉默了1分钟左右后，她又开口讲述："小时候，我一直在这样的树林里玩。我想自己只是长大了，就忘了它。我已经失去了所有与过去的联系。"

我们继续往前走，听着风吹过松枝的飒飒声，光着手臂感受着树林的凉爽。蒂安娜停下脚步，弯腰在小路上捡起了一个东西。她举起来让我看，那是一根黑蓝色的羽毛。

蒂安娜告诉我："这是一根松鸦的羽毛，在树林里很常见。"她把羽毛放在脸颊旁，专心地看着它。她说："我喜欢羽毛的质地和独特的艺术感。这好像真的让我回去了。"

"回到哪儿？"

"回到了小时候。那时我知道很多鸟的名字。我很喜欢观察它们，也喜欢收集它们的羽毛。我曾经希望能把它们做成羽毛笔，这样我就可以用它们写字了。其实，我知道羽毛让我想起了什么，是墨水。让我想起用羽毛笔和墨水写字的感觉。"

"为什么这对你很重要？"我问道。

"我一直想写下来，"蒂安娜说，"我总是觉得自己有话要说。我书写时，就会觉得自己处在一个非常自然的状态。你知道吗，我可以写上几小时的对话、描述和一些诗歌。"

"那么后来是发生了什么事吗？"

"学校的一位科学老师发现了我练习本后面的秘密涂鸦，还把它念给全班同学听。他讥笑我'我们班的小莎士比亚'，我觉得自己就像个白痴！"

蒂安娜笑了笑，希望轻松化解一下这段令人羞愧的经历。可她看起来很难过。这种羞辱方式可能会让一个人一辈子怀疑、压抑自己，而遭受羞辱的人可能不会认识到这是问题的根源。

"此后，我再也没有用心写过东西。"她说，"每次要提笔时，我都会听到那个老师在嘲笑我的努力。最后，我干脆彻底放弃了，一个字也不写了。"

"你觉得自己现在能控制住那个指责的声音吗？愿意再尝试写一次吗？"

蒂安娜回复我："我不知道。"这是最近几周她第一次看起来乐观积极了些，"你觉得呢？"

从那时起，我和蒂安娜一直努力让她认识遭受羞辱的经历和指责的声音，这些剥夺了她生活中太多的乐趣和创造力。

想与看似随意的事物（气味、颜色、纹理、某些事物的感觉和细节）建立联系，我们可以先开始建立那些也许对我们很重要，但却因时间或压抑个人成长的"挑剔的父母"而断开的联系。到户外散散步，唤醒那些沉睡的联想，它们在本质上是我们内心的一部分。继续尝试"边走边呼吸"的练习，认真聆听大自然在告诉你什么，也许会惊喜地发现些什么。

杰瑞逐渐意识到，通过放慢脚步，他开始与周围的一切重新建立联系：

当我走路倾听自己的声音时，我会放慢速度，从通勤速度C减速到速度A（慢行）后，我的情绪状态也会立即改变。就像小时候——比如走路上学时，不会匆匆忙忙的。放慢速度的感觉就像穿越时空。慢慢前行带给我不同寻常的体验，让我想起三四十年前的经历，有一种回到小时候的感觉，充实又充裕，我可以环顾四周，看看甜美可爱的花朵。因为我们太忙碌，可能几十年来都不再体验这些事情，而是急着把每一次经历都变成一场竞争。

杰瑞

当你觉得焦头烂额时，世界就变得模糊不清，你也与周围的环境格格不入。你什么也观察不到，心里备受煎熬，十分羞愧，自尊心也受到很大的打击。但你自己是十分宝贵的，请把注意力集中在你为这个世界创造的价值上，而不是一直承受高压，失去自我价值感。你值得享受更好的生活，而不是自己设定的快节奏高压生活。

定期抽些时间走到外面去探索一番，这个过程会提醒你，你是人，在这世界上并非孑然一身。如果你放慢脚步，呈现在你眼前的将是：当你选择与生活连接时，生活会一直在那里等待你。请相信这个过程，我保证你所寻求的答案将会随着时间推移慢慢呈现。

Chapter 4

第4章

控制力的产生与接收

> "不"是完整的一句话。
>
> ——安妮·拉莫特(美国作家)《实践指南:记录儿子的第一年》

当我们想到狼，我们常常认定它是真正的野生动物，不遵守任何界限，因为这可能会限制狼与生俱来的自由放任。其实，事实远比这复杂。狼生活在秩序井然的群体中，狼群的上下等级坚不可摧，狼与狼之间的界限明晰且不可跨越。狼的界限对它们的组合与机能至关重要，特别是在雌雄之间，以及我们所说的"阿尔法狼"和那些等级较低的狼之间。如果界限被打破，狼群就很容易挨饿，会遭受其他狼群的攻击。简而言之，界限的缺失会威胁到狼群的生存。

我们将在本章探讨设定界限对我们的重要性。我不希望你对那些挑战你界限的人大发雷霆（尽管你可能会这样做），我们可以一起努力，借助一些更加灵活有效的方式建立和保护自己的界限，而且不会感到内疚。

设定并遵守界限是人类生存的基本。当一个你不认识的人（或刚认识的人）站得离你太近，正对着你说话时，你有什么感觉？当有人做客太久而不受欢迎，有人不打招呼就借走你的东西，或是有人在与你的日常交流中过分干涉你时，你又会有什么感觉？

一般来说，当这种情况发生时，我们都很清楚自己的感受，也希望别人能遵守一定的规则。不能够维护和捍卫自己与自己的工作界限的人，很快就会失去自己的界限，难以管理自己的情绪，无法控制工作量的多少。如果没有了清晰的思路和为自己的健康做出正确决定的能力，那么我们的自信心与完整性都会受到影响。所以，为了达到健康的生活与工作平衡的状态，我们需要了解自己的局限。当务之急是我们必须认识并始终维持自己的各种界限。

为什么界限会被打破？

我们感到压力过大，不得不低头屈服时，就会模糊自己的界限，或根本没有建立过界限，从而感到内疚自责。比如，我们已经工作了 10 小时（没有加班费），现在老板问我们是否可以再工作几小时，就为完成一些文书工作。我们就算不愿意，却还是答应了。或是周末我们把工作带回家，"不然，我下周就要忙得不可开交了"。或者尽管我们想晚上安安静静地待在家，却还是会选择去酒吧泡到很晚，因为"大家今晚都去了"。

所有这些情况可能都意味着我们牺牲了那些留给自己的时间。

当那些要占用时间的请求对我们有利时，我们说"可以"就会改善生活，但同时我们也必须会严肃认真地说"不可以"。我们都知道"唯唯诺诺"和"讨好型人格"，也了解它们包含顺从与轻信的意味——可就算这样，我们也常常说"可以"，但明明拒绝才更合理。

我们为什么这么做呢？因为我们希望被他人喜欢，被视为"好人"。"取悦他人"的根源是恐惧——恐惧他人对我们的看法，害怕被开除，害怕对抗，害怕突出，害怕被周围的人羞辱，害怕被人看低一等。我们不希望让别人难过，也不希望别人对我们失望。这样做会让我们感到内疚、羞愧，因为我们"应该"或"可以"达到别人对我们的要求。我们不希望让他人觉得我们"自私自利"，于是我们把自己放在最不重要的位置上。当我们这样做时，就算付出了很大的个人代价，承受着越来越大的压力，我们还是不敢拒绝他人的请求。我们在还没有意识到这一点之前，就已经陷入了我所说的"情感透支"状态。在这种情况下，我们倾向于把自己更多的精力奉献给别人，而不留下任何维持自己情感健康的东西。我们努力取悦他人，借此消除自己的内疚感。当别人一开口提出要求时，我们就会特别反感这个人，事实上，我们是在生自己的气，气自己无法说出"不"。为什么会这样呢？因为我们本来就没有什么可给予的，现在又觉得情感严重透支，于是在羞愧与自我指责的恶性循环中不断重复。

然而，那些把自己的幸福放在首位的人却会获得情感上的信任，因为他们能够为自己设定适当的个人界限，并且不会生气怨恨，不需要牺牲自己的心理健康和幸福。

为了"取悦他人"，值得你牺牲自己的幸福吗？或者说它是让你承受巨大压力、感到懊悔的合理托词吗？由于"取悦他人"而产生的压力伤害着你的身心和精神，这难道是为了表明自己"无私"而应付出的合理代价吗？

就像我在序言中所说的，最严重的创伤不是被别人抛弃后留下的，而是自己抛弃自己时产生的。在谈论设定界限的时候，我们很有必要强调这一点。如果你无法设定界限，就会对所有事情都说"好"——即使你的直觉在喊"不"。因为你没有忠于自己真实的呼声，抛弃了自己。

很多管理者和人力资源工作者在面对各种压力时，不能合理安排休息和工作时间，错误地认为让别人看到自己忙碌更重要，而不管自己的工作是否真的高效。这种领导风格或思想方式十分陈腐，非常不利于他们保持心理健康。所以，让员工受鼓舞的是灵活安排工作时间，尽心安排福利待遇，这样做的公司已经在团队中看到了积极改变，从而也有利于留住员工。

这就是为什么需要你自己来设立自己的各种界限，比如每天为自己留出足够的休息时间。等别人为了你遵守这些界限不仅行不通，也不能让你觉得自己拥有掌控权。事实上，它反而意味着把自己的权利拱手让给别人。

只有你有权让出只属于自己的事物

移交权利的消极后果是内心更加不安、混乱、焦虑，承受更大压力，与此同时，无力、脆弱与自卑的感觉也越来越强烈。等待或依靠别人让我们认识到自己的界限应该是什么样子，绝对是白费心思！毫无疑问，你，也只有你，应该全权负责自己的行为举止，其中就包括建立个人不可轻易改变的明晰界限。

简而言之，如果你仍坚持"取悦他人"，那么你就会失去自己的客观性、完整性、可靠性，以及让自己独特和与众不同的感觉。

前面还有一条路，不会让你陷入绝望的深渊，而绝望会让你觉得自己失去了自主性。你和我们所有人都一样，拥有自己的自主权利，也需要行使自己的权利。学会捍卫自己的权利，就是你再次获得这种权利的证明。

那么，我们先想想自己遇到什么时常常突破自己的界限。回忆哪次或哪几次，你其实想说"不"却说了"好"。

我说了"好"，却没说出"不"的时候是：

- _____

- _____

- _____

现在，问问自己为什么觉得不能说出"不"。

在这种情况下，我无法说出"不"，因为：

- _____

- _____

· _____

　　最后，问问自己，如果自己说了"不"会发生什么？最坏的情况是什么？比如，你告诉老板自己今后不再加班了，随后便被解雇，那么接下来会发生什么？你会不会把公司告上法庭？你能在工作压力较小、善待员工的公司中谋到一份差事吗？你是否有足够的勇气把自己和个人幸福放在首位？也许这感觉像是劫难，但非常值得认真思考。毕竟，我们只活一次。

　　如果我说了"不"，最糟糕的情况是什么？

· _____

· _____

· _____

　　如果出现了最糟糕的情况，我该怎么办？

· _____

· _____

· _____

通过这种预测"最糟糕的情况"的思路，希望你可以发现设定界限、让自己说"不"所带来的难题总会有解决办法。如果你对自己设定的界限非常清楚、很坚定，并且同样以清晰、坦诚、融洽的方式面对这些界限，你将会受到尊重。更好的是，如果你在工作中设定了明晰的界限，那么也会更有信心为自己的生活设定界限。

向你介绍一下艾略特吧。我们第一次见面时，艾略特正在休病假。他长期承受工作高压，沉湎于酗酒，导致精神崩溃。艾略特曾经是非常善于解决难题的人，总是可以修补工作中的漏洞，是每个人的依靠。大家称赞他是"可靠之人"。没有开始散步疗愈时，我们在我的私人工作室面对面谈了很久，后来想要试试散步疗法。在他的疗愈过程中，室内诊疗让他更有安全感，所以艾略特花了4个阶段才适应散步疗法。当他适应后，他发现卓有成效，自己的心理、自信和总体情况都有了很大改善。显然，当艾略特保证并守住了自己每天去散步这个底线后，他与自然连接起来，变得更加亲密。这个简单的日常活动成为他保持身心健康的支柱，让我很开心的是，直到如今，他仍坚持多出去散散步。

没有精神崩溃前，我总是把自己视为磐石，是大家可以依靠的人，就像是"喊他一声，他就会来解决的"。我的快乐来自给予，而不是接受。学会不去控制，不去负责，让我变得平静，也多了一些思考。在接受治疗后，我发现自己可以愉快地站在一旁，让别人将事情接过去，解决问题，而不是一直保持工作状态，随时准备为别人排忧解难。

终于，我重新回到工作岗位，我能够为自己设定良好的工作界限。我是一名律师，在纽约和伦敦工作，那里的环境可能充满竞争、压力，并且以男律师为主导。但是设定好的界限让我可以说出："这就是我能做到的，如果不够好，那就顺其自然吧。"让人惊讶的是，大家没有任何不满。我尽自己最大努力工作，明晰工作界限。我的每日生活只有24小时，散步疗愈仿佛与繁忙的生活背道而驰，但它却能让生活变得如此简单。现在，工作日的晚上和周末都由我来安排，自己决定是否加班。这在工作上完全行得通。

艾略特

对于艾略特来说，不论是室内还是室外的疗愈都有助于他设定界限再做决定，并从中获得安全感。

设定界限的关键在于自己如何实现并利用那些界限。就像对待孩子们一样，如果我们给孩子们设定合理的规矩，他们会很乐意了解那些规矩是什么。在短期内，这可能让你觉得自己不那么受欢迎，但是从长远来看，它特别有效，也能让你获取他人的尊重，并且学会自重。这是非常重要的。

艾略特

为了开机而关机

现在，让我们把我们所学到的关于界限的知识带到户外。

散步时，除了上面已经解决的问题，你还可以问自己下面几个问题，这些问题也可以视为你"疗愈背包"或"工具包"的一部分。你可以根据自己的情况，确定采用什么叫法或是视觉辅助。这些都只是你创造的工具，可以帮助自己更有信心面对逆境。我设计的"带着界限散步"练习（请参阅第076—078页）可以帮助你承担起个人幸福的责任，同时向你解释我们为什么要在生活中设定界限。

我们生活在一个科技随处可见的时代。个人生活、工作都少不了台式电脑、平板电脑或手机。可是，我还没和你说呢，这些年来我的很多来访者生活在都市之中，都特别想要或享受坐飞机，因为在坐飞机的时候，大多数人都被迫停用手机，不再死死盯着电脑。

我回想起自己在伦敦乘坐地铁时，车厢已经变成了我的办公室，我忙于回复各种邮件，安排日程表，接打电话，或是修照片发到脸书（Facebook）和照片墙（Instagram）上。还没到工作单位，我就已经不堪重负、格外紧张了。午休时和回家路上，我也会那样做。即使和朋友们在一起，我发现自己也总是查看邮件，这让我压力倍增，瞬间把自己的大脑带入到工作状态。我发现自己越是这样做，就越容易烦躁沮丧。

有一天，我不小心把手机落在家里了。后来，情况变得非常有趣。突然间，我与周围的一切有了联系。当我的目光随意停留，我看到很多人都低着头，不与对面的人交流，不去观察周围，不去想象。我们大多数人都没有意识到，自己很容易受所听所看的刺激，而刺激过度对大脑运作效率、中枢神经系统和整个身体的伤害很大。这种过度刺激（尤其是过度使用手机、平板电脑和笔记本电脑）会极大提高肾上腺素和皮质醇水平，久而久之就会影响我们的免疫系统。我们看到孩子们经常由于这些刺激而过度兴奋，出于某种原因，我们似乎认为自己成年后可以抵抗这些刺激，但其实根本不是这样。

所以，在我们还没有走出去时，我们可以很容易地建立自己的界限——关掉手机。尽管手机让我们与外界保持联系，但却以一种潜移默化的方式影响着我们生活的方方面面，扼杀我们自由的思想，让我们无法真正和自己、和他人共处。开机时，我们总是频繁地查看手机，根本难以控制。这是一种习惯，是我们都需要了解并严格管理的习惯。

现在，让我们了解一下如何设定个人界限，那就是散步过程中关掉手机。离开科技去散步，没有来电铃声、通知声音的干扰，重新学着感受周围环境、人、颜色、声音和气味，会为你的生活带来平静、安宁和满足。反过来看，这也是自我调节、整理思路和日常反思的关键，同时它也是保证大脑高效工作，避免持续高压的关键。这就是为什么我们要确保自己切断与科技的联系。手机保持开机状态，可能会让你受到干扰与波动，断开这种联系正是你需要为自己设定的第一个界限。你可能认为不看手机会浪费时间，但事实上，你是在争取时间。因为当你精神状态复原时，就会开始关注、连接与融入外面的世界。关掉手机将变得越来越容易，而且慢慢地，它也会让你觉得更加熟悉和习惯。

练习：带着界限散步
（切断科技联系）

如果你不再低头看手机，躲避现实世界，而是开始抬头看看，重新与周围的一切建立联系，那么你的世界很快就会发生很大变化，或许你就不会感到孤立无援、十分孤独了。

话不多说：

1. 出发前，关掉手机，收起笔记本。

2.开始散步时,眼睛闭上1秒,聆听周围的声音。如果有需要,你可以重复几次,每次都需要认真去听,关注更多细微的声音。

3.这样练习几次后,慢慢散步,仔细观察看到的事物。如果你看到商店橱窗里挂着精美的标牌,就好好欣赏一下它的工艺,看看它的材质,猜猜它可能是哪年制作的。它让你回想起什么?或是让你想到了什么?

4.让周围环境激发思维,放下控制欲,看看潜意识会把你带向何处。

5.如果你想坐下来休息一会儿,就请相信自己的直觉。找个可以思考的地方坐下来。再一次,让你的大脑面对某些想法。哪怕自己开始思考与工作相关的事宜,由于你没有过度刺激视网膜与听力器官,因此可以保证自己能高效处理头脑中的各种想法。

6.如果有人在你散步时吸引了你的注意,一定要与他们建立联系,承认他们的存在。关注这些情况让自己产生了什么感觉。

对于这个练习,以及为自己设定没有科技干扰的界限,你有何感受?恰如我之前说过的,短时间切断科技联系,让大多数人很有压力。也许这是因为我们在工作上太过依赖手机和社交媒体。科技的出现为我们带来愉悦感,也让我们感到"特别"。比起每天围绕在我们身边的人,我们与手机和科技的亲密程度是否更高?我们在虚拟关系上投入的时间是否比在真实关系上投入的更多？现如今，我们的自我价值是否受社交媒体上的互动所支配，而不再是受真实的人际交往所影响呢？不知不觉中，我们对科技的依赖可能已经成为一种不健康的沉迷。

如果你发现自己很难关掉手机，就需要克服这个难关。突然把手机从你身边拿走，可能会导致严重的分离性焦虑。如果你经常使用手机，那么这个练习对你来说一点都不轻松。若这样的话，请明天再试一次，每天持续1小时，直到焦虑慢慢减轻。减少科技带来的"噪声"会慢慢变得越来越容易。正如我曾提到的，这是为自己设定界限的好方法。现在，让我们从一个稍稍特别的角度来看待这个问题。

设定界限，再去散步

一个界限有两面性：你与他人分别站在界限的两面，它保护你免受他人干扰，反之亦然。

不幸的是，界限可能会被滥用，导致错误地以自我为中心来证实某个观点，或借职务凌驾于他人之上。在等级体系中，官方机构的人常常会有这样的表现，严格来说，这是滥用权利。这就是为什么我们需要时常反问自己设定界限的动机。

从根本上讲，我们希望个人界限是公平的，可以受到尊重，有非常明确的目的，是为了改善自己当前的境遇。维多利亚过去应对的方式是晚上经常出去喝酒，但这只会加重她的抑郁。当她戒酒并开始选择更健康的方式安排晚间活动时，她意识到老板用欺凌的方式让自己加班加点工作，自己必须设定一些明晰的界限保护自己。

在我们的散步疗愈过程中，维多利亚和我一起设计了可以使用的界限草稿，保证她在面对被挑战的情况下仍然能发出自己的声音。（我将在下一章详述。）这些草稿帮助她设定并建立牢固的、不可跨越的界限，帮助她重获力量和自信，调节和掌控自己在冲突情况下出现的反抗、逃避和麻木感，并在必要时坚定地捍卫自己的权利。

我的老板一点都不好，可我就是掌控不了自己。她不留余地地羞辱我，我只会大哭一场。当她和我交谈，出言不逊时，我就会感到崩溃，十分自卑。当我毫无准备地走进她的办公室，受到打击时，我的自然反应就是哭，我知道每次都会是这样。

乔纳森和我设定了坚不可摧的界限，努力改变我的行为举止。这竟然真的起了作用。我的权利格局发生了巨大变化，我意识到，如果我有压力和不快，完全可以直接辞去工作。知道这一点让我觉得自己更有力量。

我学会了如何平静地与她对话。我的转变可能让她感到震惊。我学会了想象自己希望从她那里得到什么，并对此做出回应。我在脑海中构想记录，回答她的问题。现在，我比以往任何时候都更有准备。

维多利亚

下次散步时，问问自己下面这些问题（若有帮助，请将回答记在下面或记在你的散步日记中）：

· 你是否明晰设定实实在在的界限是为了什么，它们如何保障你有安全感？还是你根本不了解设定它们的目的？

_____

· 你觉得栅栏或围墙是有用的边界还是不必要的障碍物？

对个人隐私的需求是好事还是困扰?

_____

· 你觉得界限是用来打破的, 还是用来维护的?

_____

　　散步时, 请试着列出你在自然环境中看到的实物界限。可能是为保护海岸上的房屋免受海浪侵袭而建造的石墙, 可能是旧栅栏, 可能是防止人们从陡峭山坡摔下而放置的岩石, 也可能是防洪防涝的树木。我希望你能注意并知道设定界限的意义, 了解它们可以保障你的幸福, 使你免受各种潜在威胁的伤害。

　　我注意到的实物界限有:

· _____

· _____

· _____

　　这些界限是用来保护:

· _____

- _____

- _____

　　接受个人界限的需要，可以让你清楚地向自己和他人传达个人界限。这将意味着，你可以看到有谁珍视你的幸福，有谁重视你的自我价值，有谁不会被你的自信吓倒。而且，如果你倾向于讨好别人，把别人的需求凌驾在自己的需求之上，界限将有助于保护你的个人需求，把它放在首位。因为如果你不知道如何优先考虑自己，不全力支持、满足自己的需求，就不能期望自己可以获得他人的支持，满足他人的需求。所以，每天花点时间问问自己："我上一次掌控权利，坚守个人底线并捍卫它是什么时候？如果我当时不能这样做，会是什么样子？"

Chapter 5

第 5 章

编撰新脚本

给予者必须有节制，因为大多数接受者索取无度。

——亨利·福特（1863—1947，美国企业家）

正如我们在上一章中所讨论的，为自己和他人设定界限是为了保护自尊、关怀自我。这与获得属于自己的权利，忠于自己，学会在你通常可能说"好"的时候说出"不"有关。

但是，就像生活中的许多事情一样，将理论付诸实践并不总是那么容易。当我们外出散步时，精神状态处在舒适区，这时我们应该尽可能谨慎、冷静地设定界限，这会让我们回到"现实世界"（或者说是我们已经习惯了的世界），这时设定界限所带来的种种挑战才会真正浮出水面，特别是人际交往的界限。

今天，我们从媒体听到有关设定界限的言论要比以往任何时候都多（例如，#MeToo 运动），可就是在这种情况下，每天还是有很多人嘲弄或忽略我们的界限。我们不断地告诉自己，不要屈服于工作中不合理的要求，不要屈服于家庭生活中的权利斗争。然而，之后在界限受到挑战时，我们在第一个挑战面前就趴下了。说"好"的诱惑让人无法抗拒，特别是它可以缓解紧张的气氛，从而消除对抗带来的恐惧，但是当这种情况发生时，我们不仅会（又一次）屈服，还会放弃自己的力量，压抑自己的满腔怒火。

如果界限受到挑战，而你的反应不是接受挑战，情况也会很糟糕。我们称其为"不协调愤怒"。这就好比往脸上泼水的一刻，在一瞬间的冲动下，你会想发泄自己的愤怒。那一刻，你或许觉得自己就该那样做；或许你根本无法控制自己的反应，过后，你可能会感到羞耻、焦虑和烦恼；或许你妥善处理了这种情况，至少会有所不同。但并不是说，这种反应总是不妥的，有时这种方式可能令人生畏，但却是处理打破界限的唯一方式。这是一条非常明确的界限，一旦越过，你就再没有回头路可走。

正如我所提到的，所有人都有一种应激反应，常被称为反抗、逃避或麻木模式（请参阅第009—010页）。当我们认为某个人、某种行为或某种情况有潜在威胁或危险时，我们就会产生应激反应。当我们感到疲惫、精疲力竭和脆弱时，也会出现这种反应。动物也是如此。看看狼在走投无路、生命受到威胁时的反应，它是否会翻身，腹部朝天，以示投降？还是像一切都取决于此刻一样准备战斗？虽然我们不像狼那样面对迫在眉睫的生存问题，要为此而战，但我们的反应可能在某些方面与狼是相似的。

是时候撰写新故事了

以不同的视角构想即将发生的事，可以规避压力。借助准备和练习，我们很有可能搁浅与生俱来的迫切欲望，把生气发怒、翻来覆去不得安宁或是不作为，转变为采取更有分寸、对自己更有利的处理方式。面对反抗、逃避或麻木的回应存在于创造新篇章的草稿中，你可以在头脑中提前做好准备，设定好界限，不论何时，面对那种威胁时都可以随时取用应对。设计这样一份草稿（若有帮助，你可以写在散步日记中，把它添加到你的"工具包"里）可以让你在面对任何情况时坚持自己的"声音"，提升设定个人界限的能力，更加安心，更有保障，也更自信。

我们可能都有这样的经历，希望回到过去，想象改变一些举止或言语，创造更积极的结果。大家常常拿"事后诸葛亮"来讽刺这种情况。但事实上，"后见之明"是非常有益的，可以帮助我们设想今后出现类似情况时要如何应对。

我们来认识一下温斯顿。

温斯顿在创意艺术部门的职位很高，但压力也很大。他已经40多岁了，却发现自己身边的同事们越来越年轻，同事们似乎更有活力、动力和魄力。他知道自己是个受人尊敬的上层管理者，功成名就；他也意识到，在他工作的地方，创造力属于年轻人。温斯顿对我说："等你到了我这个年纪的时候，大家都会觉得你的创意已经耗尽了。我知道我的想法不像从前那么丰富多样、来得那么快，可我仍觉得自己还能提供很多好创意。但似乎没有人听了。"

温斯顿觉得自己被同事们故意排斥，他举例说，自己在几个重大项目中的很多设计都被否决。但他并没有和上级交涉，没有表露自己的挫败感。相反，他任由这些失望情绪发酵。

"我已经到了快要完蛋的地步。"他说。

我们在温斯顿家附近，沿着南海岸的陡峭山坡向前走。当日天气阴晴不定，是典型的沿海天气，时而雷阵雨，时而晴空万里，时而大风呼啸，一朵朵云掠过。当我们好不容易爬上白垩山时，天气情况就像温斯顿的心情，变化无常。很明显，他喜欢这份充满创造力和魅力的工作，但看到"孩子们"占主导地位又觉得自己受到了严重威胁。

"他们就是那样，痴迷于社交媒体和一些我搞不懂的奇怪癖好，"他喃喃低语，"我和他们脱节了，这我也知道。但是我还是很擅长做好自己的工作，我在这个行业很受尊重，我绝不可能靠边站。"

散步的时候，我注意到温斯顿偶尔会把树枝和石头踢到一边。他并不是有意识地这样做，但我从这个动作中察觉到了他的挫败感。我问他，上次在工作中大发雷霆是因为什么？

"我们正在开会，其中一个年轻人叫费格斯，会议全程他都在发表他的想法。他真的特别喜欢自己发言，别人插不上一句话。我和他说慢一点，让其他人也谈一谈。这时一片寂静，然后他说了类似这样的话：'我想你会发现整个团队都支持我。当然，温斯顿，除了你。你从未支持过。'

"嗯，就是这样。我当时完全失控，火力全开。我向他怒吼，斥责他傲慢无知，愚蠢至极。全场鸦雀无声。大家看上去都很不自在，我肯定怒吼了好几分钟，最后实在感到筋疲力尽。费格斯却只是对我笑了笑，说：'好吧，随便你。'

"会议很快就结束了。我在外面喘口气，想了想刚才发生的事情。我试图说服自己，我这么狼狈，他却拥有一切，也许他是正确的。但我心里知道，我在自欺欺人。不过从他的反应来看，我认为他并不在意这件事。

"当然，我错了。他直接找到我的部门经理，诉苦说我欺负他，羞辱他。他泪流满面，同事们围着他团团转。总之，他把这件事闹得真像一场戏剧。当天下午，上级打电话让我过去，狠狠地训斥了我一顿。尽管上级语气平稳，言语有礼，但却实实在在地让我蒙羞。

"从那以后，我就知道自己受到排挤了。我当时正负责的几个项目突然被转交给另一位同事；每当我在场时，就有一种怪异的气氛。这真的让我很难受，但我知道自己今后总是会面对这种情况，我是管理者，我的工作就是让大家在觉得不在状态时，回归工作状态。"

温斯顿一边向我讲述这件事，一边继续踢开路上的各种东西。我指出后，他打了个寒战。"我知道，"他说，"我简直怒火中烧，达到极点。我对爱人、孩子们发火。但他们没有错，他们只是我的发泄对象。我觉得浑身难受，如果我能让时间倒流……"

显然，温斯顿无法做到这一点。不过，在我们散步的时候，我建议他回想一下在办公室发生那件事时的场景，让这件事在脑海中重现。这就是我所说的"时空穿梭练习"（请参阅第091—092页），它可以让你"穿越"到你希望自己做出不同回应的那一刻，尝试设想一个新局面。从某种意义上讲，这就像重新拍摄电影中的场景一样。

温斯顿让我给他几分钟的思考时间，他明显放慢了脚步。在他思考的过程中，开始下雨了。然后他停了下来，转过身来面对着我。

"事情本该是这样的，"他说，"当我开口说话的时候，我应该这样说：'小费，你这些想法太棒了，不过我希望会议时间短一些，不如我们大家一起开放性地讨论一下。'

"如果他说'每个人都支持我。当然，除了你'，那我只要保持冷静，让全场安静下来，然后回应：'这可能只是意见分歧，小费，但我特别愿意会后继续和你讨论。那么，各位，我们继续讨论吧！'"

温斯顿无法改变过去已经发生的事情，但他现在知道如果今后有可能出现这样的问题，自己可以冷静地处理好，同时也能设定明确的界限。而你也可以学着这样做。你可以事先准备好一个脚本，里面涵盖不同反应和言语，今后可以在各种社交和工作场合中反复使用。毕竟，过去的经验是今后自我发展的机会，你可以问问自己，哪些话可以说，哪些事可以做。举个例子，如果你遇到冲突总是感到惊慌，那么就可以使用预先写好的脚本，比如"我听到你说的话了，不过我需要再想想"。这就会给自己设定一个自我界限，并为自己争取一段时间，想出你觉得满意的答复。这个方法适用于多种多样的情况。而且重要的是，它非常有效。

时空穿梭练习

现在轮到你来试一试了。你在散步时，想一想自己后悔说过什么或后悔做某事的情景。"重放"一遍当时的情况，就好像你是电影导演，决定重拍一个场景。在你的脑海中，重新开始当时的情景，在下面空白处写出你想说的话或采取的行动：

事后看来，我当时应这样说：

_____

现在仔细看一下你的新脚本，想象一下如何把它运用到其他情况中：

我感觉受到挑战的情况是：

_____

我可以这样回应：

_____

在我们散步的过程中，我也向温斯顿介绍了"第二自我练习"。你可以在觉得自己缺乏自信、智慧、力量时，特别是面对挑战性的情况时尝试一番。这需要一些想象力，因为我需要你设想一个人（无论是真实的还是虚构的），这个人会不断地激励你。他可以是任何一个充满自信、遇事冷静和内心笃定的人。

第二自我练习

你在散步时，想想激励自己的人（名人、普通人、活着的人、逝去的人、朋友、亲戚、陌生人或虚构人物）：

第二个自我是这样的：

_____

现在问"第二自我"几个开放性问题：
· 你认为我该如何处理这种情况？
· 我还有什么更好的处理方法吗？
· 你将如何处理？
· 这次我能从中学到什么？

散步时尽量不要抢话，多倾听，注意另一个自己在说什么，试着看看他的建议会在你下次面对挑战时产生什么影响。

　　我请温斯顿想想，有谁符合这个条件，谁可能会用更冷静的方式处理他在办公室遇到的情况。他又想了一会儿才回答。"保罗·麦卡特尼。"他说。

　　我问为什么。他告诉我："他从十几岁起就已经特别出名，但他小心翼翼地处理每件事，似乎总要经过深思熟虑再去行动。没有谁可以名声这么大，却总能躲过这么多争议。他曾说'我不想和约翰·列侬一争高下'，不论发生什么，他总是很乐观积极。"

我问温斯顿，如果是保罗·麦卡特尼，他会如何面对费格斯这位出言不逊的手下。"我觉得保罗·麦卡特尼会取笑他一下，但只是为了缓和气氛。然后他就会称赞费格斯的想法，甚至可能请其他员工来赞扬一番。从长远来看，这可能会更有意义。"

温斯顿的经历让我想起自己的一段故事，当时我在一大群人面前讲述自己的治疗方法，非常不自信。我发现自己说话的速度越来越快，语无伦次，因此变得非常焦虑。我需要一个榜样来模仿，重建自信心。不知为什么，我的脑海中突然出现了演员摩根·弗里曼，可能因为他说话总是镇定自若，不慌不忙，无论是在现场还是在银屏上，他总是可以用一种旋律般的语调与人交谈，令人着迷。

当摩根·弗里曼出现在我的脑海时，我决定和他"聊一聊"，向他请教一些演讲技巧。我没有预设他可能说些什么，只是放下自己，认真听他的答复："放慢脚步。别太用力。信任自己，相信自己所说的每句话，投入兴致。如果你自己相信，其他人也会相信。对于那些全神贯注的听众，和他们多多交谈。对于那些不理会的听众……其实，焦虑也没关系。这是他们的损失。焦虑只是说明你很重视。老实讲，一点点的焦虑可以让自己演讲时的情感更加饱满丰富。所以别担心。相信自己讲的话，其他一切都会非常稳妥。"

我接纳了这些建议，在下一次演讲中，我发现自己平静了许多，语速放慢了些，思辨能力也提高了。观众们十分认可我。回想起来，我意识到自己之所以选择摩根·弗里曼，是因为他代表了我潜意识深处隐藏着的另一种自我，他更加沉静、睿智。温斯顿之所以选择保罗·麦卡特尼，是因为保罗·麦卡特尼可能知道如何用幽默巧妙化解窘境，并在不过度放任的情况下做到包容。在我们的两个自我中，深思熟虑的自我都能够平衡自己焦虑、紧张和易怒的部分。

愤怒是一种能量

温斯顿诉诸"时空穿梭练习"和"第二自我练习"，为今后可能受到的挑战或界限被打破的情况做些准备，这些都是行之有效的方法，但我们还是需要为他的愤怒找到发泄口。如温斯顿所说，他的挫败感不仅让他在工作场合大发雷霆，还让他把怒气发泄到家人身上。他为自己的行为感到内疚和羞愧，显然他非常担心自己会继续生气，特别是对爱人和孩子们发脾气。

愤怒的问题在于，如果不允许它显露、表达出来，它往往会被内化。而且，愤怒就像紧紧盖上盖子的高压锅一样，到某个阶段就会喷发。愤怒需要找到发泄口，毕竟正如这首歌的歌词，"愤怒是一种能量"（里顿演唱，1986 年）。从科学的角度来说，能量是不能被摧毁的，它需要被转移到某个地方。

很多人之所以试图用多种方式压制怒火，通常是因为他们害怕面对自己的感受，或者害怕自己的怒气一旦释放会造成什么后果。也有一些人因为愤怒而感到羞耻，认为这种情绪完全没有必要，让人丑陋，没有意义。但是，这些都只意味着愤怒被压抑到了下一次。而且，愤怒通常会通过侵略性行为、暴力和自我毁灭重现。慢慢地，被压抑的愤怒转变成焦虑、抑郁和倦怠，很多永远无法表达愤怒的人甚至会诉诸自杀。所以，重要的是要学会如何处理这些强烈的情绪，防止自己受到长期的伤害。

愤怒的程度从低到高，不断升级。低程度的愤怒比如闷闷不乐、任性妄为和沮丧，更高程度的愤怒包括叛逆性愤怒、暴怒和致命性愤怒。如果我们内化自己的愤怒，它就会慢慢加剧，从低程度加剧到更高程度，最终表现为一触即发或自我毁灭的行为。

　　一般来说，人们并不擅长合理管理、控制愤怒情绪或攻击性行为。作为在伦敦南部土生土长的人，我已经习惯了用讽刺作为发泄口（本质上这是一种自我攻击的行为），并在许多情况下，无意冒犯到了别人。我的酗酒和嗑药问题也源于叛逆的愤怒，但我从未开诚布公地表达过这种愤怒。相反，我却药物成瘾，以此来发泄愤怒。我没有去攻击别人，取而代之的是更加猛烈地酗酒和嗑药，以此来攻击自己。

　　酗酒、嗑药都是残暴对待自己的方式。在我真正感到很无力的时候，它们是我唯一任凭自己发泄的东西。我的上级罗南·奥拉希利理解我的愤怒，鼓励我以一种自己能够接受并可以付诸实践的方式创造性地、安全地表达出来。于是，音乐帮助我把负能量转化为了积极美好的事物。

　　我第一次见到贝弗利（前面的章节我们已经谈过她的经历）时，我意识到她承受着巨大的压力，有自己无法排解的愤怒。随着时间的推移，我发现她的愤怒与她在津巴布韦的成长经历和她流离失所的遭遇密切相关。但是，她不知道生气是可以有的情绪，反而承担了越来越多的工作，这才是让她心生愤恨的原因。

在我第一次散步疗愈中，我们主要是希望能够表达并谈论焦虑、愤怒的感觉，了解这种情绪是可以有的。我们围绕父母与孩子的角色做了很多尝试，在不同的情境下设想父母与孩子的角色。这些尝试帮助我了解自己在同事中扮演的角色和发挥的作用，发现这些角色并没有太多帮助。但对待"内心的孩子"，我却是个严苛的母亲，我的内心永远无法成为一个发怒的孩子，不可以大吼大叫。

贝弗利

贝弗利尝试努力，还记录各种感受，她觉得很难理解自己有权管控它们。只有在大自然中，她才能感到安全，才敢哭出来表达自己的感受。我鼓励她记录散步日记，记录下自己的感受，并从 1 到 10 进行打分。这对她帮助很大，后来她逐渐意识到，表达感受是可取的，也是健康的。

此外，我还让她下载了一张"情绪词汇表"，其中包括各种不同的情绪表达和描述日常感受的方法，她也觉得很有用。

我学会了如何说"不"，现在我可以生气了。

在工作中，我总觉得自己为了大家，必须保持愉悦状态。我记得有一天领导还没离开，我自己先站了起来，开开心心地去接受散步疗愈，那是我第一次敢于说"不"。我不记得具体的情况了，但我记得那种宣泄的感觉。现在，如果我遇到困难，我会先离开一段时间，然后再回来解决问题。如果我在工作中遇到了冲突，我也不会立即反驳，而是会花时间思考一下。

贝弗利

从容面对愤怒

当我和贝弗利一起散步时，我经常在公园加快步伐。刚开始，她走得很快，我认为这是她疏导愤怒和压力的自然方式。

怒气消散后，就可以放慢步伐，让一直在分泌的肾上腺素减少一些。如果有必要，我们可以在行走过程中再次提高速度，直到自己平静下来，感觉愤怒已经被适当地从身体里排解出来。我把这种快慢相间的方法称为"间歇式力量跨步"，下面我将向你展示如何使用这种方法。

练习：间歇式力量跨步

这种运动类似于高强度间歇训练，常见于许多健身房和健身课程。得克萨斯大学的研究人员表示，高强度运动对一种名为脑源性神经营养因子（BDNF）的蛋白质有积极影响，脑源性神经营养因子的水平越高，越有助于改善认知水平，从而缓解压力、焦虑和愤怒。

因为这项运动涉及快步走，所以在开始之前需要做一些准备。如果你的健康状况可能因快速行走而受到伤害，请在尝试之前先咨询医生是否可行。另外，在开始练习之前，记录下自己的压力、焦虑和愤怒值（从1到10），并坚持记录，这一点非常重要。记录日记可以让你更加自律，看到进步。

1. 以适度、舒适的步伐行走 5 分钟。

2. 加快速度，再行走 5 分钟，或者直到你开始感觉到心肺工作速度加快，吸气和呼吸的频率变高。

3. 快步走，并尽可能激烈地走一走。集中精力把身体中能捕捉到的任何愤怒、压力和不适等负面能量释放出来。

4. 迅速降低行走速度，调整到舒缓的节奏，这时你只需要放缓呼吸，但不要持续太长时间，以免身体受冷。

5. 只要你觉得可以，不断重复以上步骤，但初期不要超过 5 次。

当你完成了几次（无论是独自一人还是与朋友、家人或同事一起），发现自己的体力增强后，你可以根据自己的需要再做调整。

我们现在来看看瑞安对"间歇式力量跨步"的看法：

带着目标向前迈进，可以十分有效地帮助我释放高压工作中的压力和紧张感。在我虚弱和脆弱的时候，加快步伐确确实实帮助我重新认识到自己的力量，引导我做出反击。散步结束后，我总是感觉更轻松、更愉悦。

瑞安

　　重要的是要记住，人无完人。每个人都会犯错，都会后悔、有遗憾。但重要的是我们要从中吸取教训，不要陷入自怜之中。你可以根据自己的需要，创造更多改变自己的机会。学习如何在不同的情况下，更有效地表达自己的感受，并反思自己如何做得更好，这是我们毕生都要进行的事情。它需要时间、精力、承诺和实践，最重要的是，需要韧性和毅力。

Chapter 6

第6章

抑郁和断联

抑郁症就像是看不到五颜六色，却总被告知世界
是如何缤纷多彩。

——阿提克斯《爱她的狂野》

抑郁是愤怒的另一种表现，也是我们压抑愤怒的严重后果。在 21 世纪的社会中，压力、过度劳累和目标导向导致的所有心理健康问题中，抑郁症似乎占据了所有头条新闻，越来越多的统计数据证明抑郁症已成为全球流行病。

《泰晤士报》2018 年的一项调查显示，仅在英国，2017年就有 700 多万成年人接受了抗抑郁药物治疗。这一数字在 3 年内增加了近 50 万。根据世界卫生组织的数据可知，全世界大约有 3 亿人患有抑郁症，抑郁症是导致全球健康问题的主要原因。令人震惊的是，对于 10—24 岁的少年和青年人来说，这一危机正在不断加重。2018 年，英国国家医疗服务体系公布的数据显示，英格兰有近 40 万人因精神健康问题正在接受治疗。

每个人在人生的某个阶段都经历过沮丧抑郁，不论这种情绪是由于自身原因，还是受他人影响而产生，我都认为这种说法并不夸张。抑郁无处不在，它以各种各样的形式表现出来，从一般的情绪低落，到持续的悲伤情绪，再到一些比较极端的情况，如双相情感障碍、躁狂症，所有这些都可能引发自残甚至自杀。对男性而言，自杀又被称为"沉默的杀手"，是英国

45 岁以下男性死亡的主要原因，男性自杀率是女性的 3 倍。2017年,撒玛利亚会发布的最新自杀数据统计报告显示,2015年,英国和爱尔兰共和国共有 6639 起自杀事件，其中自杀者近 5000 人是男性。男性可能因为自尊心和"强者"的看法，会更难以表达自己的感受，或是害怕变得心理脆弱，被贬低为"弱者"，但以上数据却突出了男性的敏感性。

请注意： 在继续阅读本章之前，请允许我给出建议，不论你的抑郁症是非常轻微还是特别严重，你都需要求助于专业的精神健康工作人员，比如全科医生、护士、心理辅导师、心理咨询师、心理学家或精神科医生，进行专业的检查和治疗。

什么是抑郁症?

抑郁症可以定义为情绪低落，对生活失去乐趣，精疲力竭，这种状态会持续 2 周或更久。抑郁症的范围从轻度到重度：它可以是轻度抑郁，可能影响到你的工作和社交生活，但你仍然可以正常工作；它可以是严重抑郁，这时你几乎不能下床，更不必说做其他事了。那些向我求助的人，如果患有抑郁症，他们谈起自己的感受时，常常会提到萎靡不振、万念俱灰、难过悲伤、迷失方向、生活无望。

如果你驱散了狼群，剥夺了狼的生存环境、狩猎能力、表达愤怒或回击的能力后，你将会看到另一种迥然不同的物种，一种被剥夺了身份的动物。同样，抑郁症会消除人的过往记忆，将他们置于毫无生气的虚无隧道中，在那里，他们会质疑自己变成了谁，不知道如何继续生活下去。总而言之，抑郁症会让一个人与自己、家人、朋友甚至生活本身失去联系。有时生活可能让人觉得毫无意义，而在抑郁症严重的患者心里，他们觉得生无可恋。

如果你去看全科医生，医生很有可能会给你开些抗抑郁的药物，或让你去看心理医生，进行心理评估。任何全科医生都应该建议患者在服用抗抑郁药的同时，去进行咨询。抗抑郁药不能治愈抑郁症，服用它也不是长久之计。药物虽然有助于缓解症状，但不能解决问题的根本。只要有毅力、耐心和勇气，抑郁症可以在心理医生的帮助下得到治愈。疗程长短取决于你的努力、行动和抑郁症的严重程度。医生可以评估你需要服用多长时间的抗抑郁药，每3个月进行一次复查。不论情况如何发展，一定不要擅自停用药物，请先咨询心理健康专家。

现在，让我们来判断一下你的情况。如果你情绪低落或特别沮丧，请试着用自己的话描述一下这种感觉，记录在下方或记在你的散步日记中：

此刻，我感觉情绪低落并且／或者十分沮丧，这种感觉就是：

_____

_____

_____

在这个阶段，你可能不知道是什么原因导致出现了这种感觉，也不知道它是如何形成的。不过，若是你对抑郁感或情绪低落背后的原因有些自己的想法，请你写下来，自己能看明白就行。如果你打算今后寻求进一步的帮助，这一做法会带来很大帮助。

我感到沮丧或情绪低落是因为：

_____

_____

_____

根据多年的专业观察，依我来看，很多抑郁症都由高压情况引起，如第 096—097 页所述。我们花费了大量的时间和精力去压抑愤怒，造成这些愤怒的原因可能是童年遭受的创伤、艰难的生活、日常生活中的外部压力。正如我们在上一章中提及的，愤怒感产生的能量必须要转移到某个地方，如果不断地压制它，愤怒要么"爆炸"，要么"继续发酵"，会导致长期抑郁。由于遗传倾向、家庭传统、环境因素或总体缺乏自尊自爱，有些人会更容易患上抑郁症。如果你是这样的人，也许会觉得羞愧，不愿敞开心扉谈论自己的真实感受。更糟糕的是，你也许会借助酒精或药物麻痹自己。我们知道这就是"让悲伤溺水而去"。然而不幸的是，在许多情况下，这些悲伤永远不会消亡，它们只会变得更阴暗、更不可摧毁，然后再度浮出水面。

维多利亚就是一个很好的例子。她在 15 岁时被误诊为临床抑郁症——给这个年龄的孩子贴上这样的标签真是太残忍了。家人都说她是"非常敏感的孩子",把她送到诊所接受心理咨询,但她那酗酒、神志不清的母亲却坚持要在场旁听,这让维多利亚觉得很煎熬,无法敞开心扉:

诊所的治疗太可怕了。我只是一直哭,从不开口说话,当时我也不理解我的感受。那段经历给我留下了很深的创伤。大家都说我有抑郁症。17岁时,我服用了抗抑郁药。可药物似乎并不奏效,于是他们给我加大了剂量。

维多利亚

正如我们在序言中提到的,从我们最初的几次治疗中可以很清楚地发现,维多利亚无法在封闭的空间接受治疗。她的早期经历让她很痛苦,以致这种方式的治疗反而加剧了她的痛苦。但是到外面走走确实有助于缓解她的紧张情绪,而且没用多长时间,维多利亚就开始敞开心扉,分享她的经历,特别难得的是她说出了她经常去酒吧的生活方式。她详细地阐述了之前说过的一些事情:

我仔细想了想当时总是去喝酒、去狂欢的深层原因。我每天晚上都仿佛兴高采烈地出去，对什么事情都说"好"，却从来没有好好考虑过，对我来说出去喝酒狂欢只是出去喝几杯。可是那时自己真的很松散，如果有人要办派对，我一定在场。我整晚都在外面，没有给自己留下一刻的恢复时间。

我好像不得不告诉所有人我有抑郁症。我不得不告诉同事，因为有时我会无缘无故地哭起来，不得不回家。我感觉必须把自己的抑郁症告诉每一位交往过的男朋友，因为迟早都会暴露。我总是让自己和朋友们在一起，而她们总想着出去玩。这就像是一个恶性循环。

维多利亚

酒精——最好的朋友还是最大的敌人？

首先，我给维多利亚的建议是立即戒酒，其实这一点也不容易。酗酒给了她在日常生活中缺少的自信，她觉得如果没喝酒就无法"做回自己"。但她没有意识到，借助酗酒来获得自信、缓解抑郁只是短期的解决方法，实际上从更长远来看只会让她感觉更糟糕。酗酒是很常见的压制抑郁情绪的途径，可是我们喝酒就像是给身体注入镇静剂，借助镇静剂来控制抑郁最终只会让这种感觉加剧而不是得到缓解。

当然，刚喝几口的时候我们并不知道这一点，我们只觉得很舒服，仿佛失去知觉，变得更加乐观，于是我们越喝越多。但实际上是这样的：酒精会促进多巴胺（一种让人感觉良好的神经化学物质）和肾上腺素的释放，而肾上腺素既是一种天然兴奋剂，也是一种"止痛药"——它还有助于暂时缓解困顿和痛苦的情绪。酒精中的镇静剂可以让神经系统放松，还会扰乱大脑的前额叶皮层部分，从而降低我们的抑制力，让我们无法准确判断当前的情况，反而增强了我们的消极情绪。当一个人处于这种状态时，问题可能会变得越来越明显，然后就是精神崩溃。酒精带来的兴奋感很快就会被失落感取代，之后抑郁和愤怒卷土重来，甚至还会因为酒精的副作用而加剧。第二天醒来，我们感觉自己比喝酒前更糟糕。不幸的是，在这个阶段，我们许多人会再次诉诸这种最糟糕的方式治疗自己——再喝一次。如果我们重复这个循环，常常酗酒，身体中的血清素水平就会迅速下降，让我们几乎永远处于情绪低落的状态。

维多利亚却看不到这一点，因为她依靠酗酒遮盖了自己的问题，掩饰了自己的极度自卑，她就只能永远觉得抑郁。为了不再酗酒，她付出巨大努力，于是她很快就意识到了酒精是如何让她总觉得抑郁沮丧的：

我开始做出更好的选择，特别是在运动方面。小时候，我每天都去运动锻炼，因为我如果参加的活动越多，那么我离开家，和母亲分开的时间就越长。可是当我被诊断为临床抑郁症后，我停止了运动锻炼——仿佛被定格了。后来，我重新开始运动，而且加大了运动量。

在这期间，我出去喝过几次酒，喝完酒后马上就会感到特别沮丧。然后，我会想："哦！原来这就是罪魁祸首！"我意识到我可以把自己重新塑造为坚持运动的人。我知道有清晰的头脑是多么重要。宿醉后，人的注意力是无法集中的。

维多利亚

抑郁症会伴随着非常强烈的恐惧感和孤立无援感。维多利亚患有抑郁症时，她非常担心如果自己戒酒了，她就和朋友们疏远了，等自己情绪低落时，也就没有人可以求助了。她没有把这些感受憋在心里，那样只会让她感到更孤单，而是始终都非常坦诚地面对自己的抑郁症。我非常佩服她的勇气，她向朋友、家人和同事说明了自己那段时间的感受。许多人（尤其是男性）永远不会承认自己感觉抑郁。尽管有很多言论纠正我们的错误认知，但这种病还是经常让我们感到耻辱与羞愧。而男性与生俱来的自尊心，以及不希望别人把他们视为"弱者"的心理，让他们无法谈论自己的消极感受。

学会敞开心扉

对于许多难开口或不愿表达自己情感的人来说，他们常常用"冷静下来，自我消化"的借口避免谈论自己的消极感受。这些人可能会竭尽所能地让别人认为他们是很正常的，是"一切在我掌控之中"的人。但随着时间的推移，他们对自己的不切实际的期望将不可避免地伤害他们的心理健康，而且在很多情况下，这可能会导致抑郁甚至自杀。如果我们总是与情绪对抗，那么就会一直产生被他人视为"不值得"的羞愧感，情感更加脆弱。这正是我们需要改变的，哪怕冒险，也要更加开放、坦诚地面对自己的感受。

信任在这里起着非常重要的作用。你需要相信自己有足够的勇气去寻求帮助。即使你内心指责的声音在说："我一定不能示弱。我必须去工作。我必须照顾到某某的需求，要是我不管不顾，一切就都完了。"你担心自己会因为暴露弱点而让别人觉得怪异——但请相信我，那些能够直面困难并敢于寻求帮助的人才是世界上最坚强的人。以我的经验来看，当一个人敞开心扉说出自己的感受时，其他人也会借机坦露自己的感受。

不论是顺境还是逆境，总是敢于展现真实的自己，会让你成为今天的样子——不完美，但与众不同，独一无二。你知道吗，我们都不完美，且各不相同。所以，与其装腔作势，不如坦诚相见。借用维多利亚的话来说就是，你需要向前大胆迈出一步，表明自己可能不太受欢迎的立场，维护自己的界限，哪怕会惹怒他人，但只有这样才能"重启"自己。

我们之前提到的瑞安，他第一次来找我时，已经患了很长一段时间的抑郁症了。他向医生寻求帮助，医生建议他离职休息一段时间。瑞安非常明智地答应了，而且那段时间他热衷于散步疗愈，让自己真正"放松"了，用他自己的话说就是：

我变得更加开放，事情也朝着更加积极的方向发展，这得益于整个坦露自我的过程，还有运动、回归自然、关注万事万物、有意识地呼吸，所有这些都穿插其中。对我来说，这是一个重大改变，它让我反思自己的情感问题，也因此接受了真实的自己。我现在有了伴侣，我们再过几个月就要结婚了。

刚开始治疗时，我觉得自己一点都不可爱。乔纳森指出，我需要先和自己建立关爱关系。这让我改变了很多，后来我遇到了我的伴侣，我们彼此相爱，就是这样。

瑞安

如果你患有抑郁症，或你认识的人是抑郁症患者，也许你就会明白，孤立自己是如何加剧消极感受的。我的母亲在生命的最后阶段，不仅要与癌症抗争，还要与抑郁症做斗争（这并不奇怪）。我还记得，束手无策的自己当时感觉多么无力。我还记得，看到她的遭遇，我总能感受到她沮丧又愤怒，却无法言说的痛苦，当时我无法和她谈自己的复杂感受。她总是以坚强的姿态示人，我却可以看到她明显在承受痛苦，十分挣扎。

抑郁会让人产生一种感觉，这种感觉就像是"被困住"，许多抑郁症患者将其称为"跋山涉水"。他们非常清楚自己患有抑郁症，也对它有一定了解，再加上抑郁症对身体造成的生理影响，他们失去了动力，把自己孤立起来，封锁在室内，把身心都禁锢住。留在室内让视网膜接收的光线减少，褪黑素（调节睡眠、唤醒生理周期的激素）和血清素水平下降，引发类似季节性情绪失调的症状，而这就是抑郁症的一种表现形式。

那么解决办法是什么呢？

虽然这可能看起来很困难（我理解当你感觉情绪低落、行动迟缓时这有多难），但消除抑郁的方法就是强迫自己走出去，有所行动。如果你陷在泥淖里，哪怕走出去的过程会丢失鞋，你也一定不会只是站在那里等待援助吧？其实抑郁症也是一样：通过身体向前移动（以散步为例），你会找到一条"前进的路"来帮助自己摆脱心理困扰。我建议你每天至少散步1小时，不过也要尽力而为。通过每天给自己设定目标，你可以一点点找回自尊。

告诉抑郁症患者要积极，就像命令风暴平静下来一样。要相信风暴一定会过去，哪怕我们感受不到，其实我们比抑郁症强大得多。焦虑和抑郁只是我们的一部分，不是全部。可能现在很难理解，但是心怀希望就意味着你一定会找到摆脱困境的途径。走出去，你就是迈出了第一步，就能走向更美好、更晴朗的未来。

现在，让我们看看如何实现这个目标。首先，你可以重温第2章的"如何散步？"（请参阅第030—032页），即使我们不喜欢这项运动，也可以带着目标，自信地走出去。有人称这是"假戏真做"，不过我更喜欢说它是"皮格马利翁效应"。这个词源于希腊神话，一位雕刻艺术家从来没有什么女人缘，于是爱上了他的一个雕塑作品。他希望这个少女雕像可以拥有生命，女神阿芙洛狄忒实现了他的愿望。简单地说，"皮格马利翁效应"是"自我实现的预言"，如果你走路自信——抬头挺胸，肩膀向后，步伐稳健，你就会感到更加自信，积极向上。这可能无法持续很久，但是你这样坚持的时间越久，效果就会越好。请相信我，这个方法很管用。

另一个练习是"散步，感受当下"。这是对抗压力的好方法，同时它对于抑郁症的缓解也很有效。承受抑郁情绪时，内在的压力就像催化剂。找出身体的什么地方会感到压抑或困顿，可以帮助你发现和理解还有哪些情绪在加重你当下的不安感受。

练习：散步，感受当下

1. 在你开始散步前，我希望你先站着别动，花点时间感受一下身体是否承受着压力，或是内心是否感觉不安。你可以问问自己下面这些问题：

· 现在，我身体什么地方有这种感觉？
· 是什么样的感觉？

·非常剧烈、迟缓还是很轻微的感觉?

·目前只有身体这一个部位感到有压力、不安或低沉吗?

·我可以把什么情绪和这些感觉或身体感受联系起来? 比如愤怒、悲伤、失落、沮丧、刺激过度、精疲力竭或羞愧。

·从1到10(10是我的最消沉情绪),我会给当前的情绪状态打几分?

2.接下来,专注于自己确定好的活动区域,开始散步。比如,想象当前的情绪是一团乌云,占据了大脑。散步时,你深深地呼出一口气,想象自己把乌云从头顶驱散。继续向前走,想象它们离开了你的身体,跟在你后面。暂时不要再去想如何解决其他任何问题,这时你应该把注意力集中在说出其他可能在散步时显露的情绪上。

3.散步途中,请再次站住,并重新评估你上次打过分的感觉。如果分数较低,可以重复以上过程,只要你需要,可以一直重复,直到你觉得有所缓解。如果你有动力或时间,可以把注意力集中在散步时大脑或身体中出现的另一种不同感受上,然后重复上面的步骤。

4.散步临近结束时,让自己慢慢停下来,找地方坐下来,为自己刚刚在自然中尝试的努力感到自豪。如果你可以每天坚持这个练习,你就会发现自己与生活各个方面的联系更加紧密,感受当下的这种能力会显现在生活的各个方面。

让我们回到马特的散步日记，看看他是如何把散步和感受当下联系起来的。请关注他是如何做到让观察简单明了的：

11 月 21 日

我去哪里散步？运河边。

要多久？1 小时。

我什么地方觉得压抑？我肚子中间。

那是一种什么样的感觉？有点恶心的感觉。特别不舒服，我什么都做不了。

急性还是慢性？慢性，但几乎一直都这样。

其他部位有压抑感吗？有时头部会有。是隐隐作痛。感觉迟钝。做不了什么事。让我想起每年这个时候的天气。

我感受到了什么情绪？悲伤、无精打采、孤独、绝望。

评估抑郁等级：大约 7 分。今天状态不好，但也不是最糟的。

像往常一样，马特在散步结束后写下了他的一些想法：

现在散步完，我感觉如何？肯定好些了。抑郁等级改善到 4 分左右。我仍然觉得有些疲惫，不过注意到了一些激发我想象力的事物。我看见一辆自行车半沉在水里，某种程度上让我想到自己半生半死的状态。这让我笑了——当你沮丧时，嘲笑自己并不容易，但我做到了，因此也感觉更好一点了。

马特观察到自行车有一半露出水面，这一点很有意思，也把我们引入了本章的最后一个练习。正如我们知道的，在散步的开始和结束时关注一下自己的感觉，并在条件允许的情况下，记录下自己的感受，会很有帮助。你可以将自己的疗愈经历描绘成一个个画面，随时查看进展。所以，在本章结尾，想一想你在散步路上被什么事物吸引住了，把它画进散步日记，或者写一写它可能代表了什么，以及你现在感觉如何。

下次散步时，环顾一下四周，看看有哪些事物可以给你带来美好的希望。马特告诉我，他一次在城市里散步时，发现 3 个孩子给很多工人送去了瓶装饮料，说那是用自己的零花钱买的。那天天气很热，他们看到工人们在烈日下努力工作。他说："这件事，以及那些工人对这些孩子的感激特别触动我，让我想起了自己小时候，也会情不自禁地做些类似的事。我觉得如果自己能以某种方式再次挖掘出这种纯真的能量，那么我的抑郁也一定会消失。"

无论是孩子无意之间表现出的善意，还是遇到的实物（比如蒂安娜找到的羽毛，请参阅第 058 页），或者遇到的人（我在外行走时遇见的小男孩，他的同情、关心拯救了我，请参阅第 005—006 页），当你走到户外，只要你放开自己，这些奇迹就会发生，并且你会深受影响，它们可以改变你的生活。你可能会发现自己突然间重新获得了早已忘却的温暖、关爱和幸福感，回忆起生活中无忧无虑的时光，让自己活在当下，而不用担心过去或未来的事情。

当我设计"散步，感受当下"的练习时，对我来说，观察自然如何随着季节变化而变化，这是整个治疗过程中最疗愈我的部分。我明白了万物有生有死，一切都有尽头，但生命会重新开始。从某种程度上说，我在抑郁期间已经经历了一次精神上的死亡和重生，现在我明白这是必然发生的。很多时候，如果你感觉要崩溃了，其实你就要破茧重生了——这正是发生在我身上的真事。患抑郁症一点也不开心，你肯定也是，但我希望你能走出来，成为更坚强、更睿智的自己。别忘了探出头，到外面看看，带着目标散步会产生你需要的能量，让你能够按照自己的节奏和时间好好恢复。

第7章

时代更迭，生活改变

没有改变就不可能有进步，无法转变思想的人什
么也改变不了。

——乔治·萧伯纳（1856--1950，爱尔兰剧作家、小说家）

除了死亡，生命中唯一可以确定的就是它的不确定。尽管我们都在努力，但谁也无法真正掌控自己的未来。哪怕我们退避到世界上最偏僻的角落，渴望简单、一成不变的生活，也仍会受到天气、食物、居所以及他人干扰等各种变化的影响。

　　无论好坏，变化是不可避免的。然而，当我们经历艰难的过渡时，许多人都会措手不及，或被困难击倒。通常，我们假定自己走在正确的道路上，期望生活能够按计划进行；当事情没有按计划进行时，我们就会生气、紧张或郁闷，感到失控。当你身处逆境时，让自己面对困难并寻求帮助是一件好事。毕竟，一场重病的发作，一次失业或失恋都不容小视，在这种时期，不论我们自尊心有多强，都需要更多的支持和安慰。

　　如果我们的世界摇摇欲坠，即将坍塌，我们选择如何解读这些人生转变就显得尤为重要，解读方式会深刻影响我们如何处理现在和未来的那些转变。我们可能乐于接受改变，也可能害怕改变。我们可能认为它会制造麻烦，也可能认为它会带来宝贵改观。我的观点是，我们需要充分接纳改变，采取积极措施去适应变化，而不是一直拖延下去。如果我们选择倾听内心更睿智的声音——我们渴望生存与成长的直觉，那么它将引导我们走过这段旅程。我们与直觉的联系越紧密，越信任自己的直觉，与直觉的联系就会发挥越丰富的作用。正如查尔斯·达尔文所说："生存下来的物种并不是最壮的，却是适应性最强的。"

接受人生转变是具有挑战性的，这是接受改变这个概念本身的第一步。我们对结果与未知的恐惧往往阻止了我们接纳变化。我们长时间待在自己的舒适区，不敢正视内心或外界的"粗野狂放"，畏惧它可能会以某种方式伤害我们。可是，除非我们走出舒适区，走向恐惧，否则我们怎么能确定它是福是祸呢？

用动物界的任何标准来衡量，狼都是出色的父母。它们细心照料幼崽，哀悼夭折的幼狼，然后将其埋葬。事实上，整个狼群都承担着抚养幼崽的责任，其中最重要的就是给幼崽探索世界的充分空间，让它们学会适应，然后去适应这个世界。这些幼崽被推开，到外面自力更生，它们必须对瞬息万变的情况做出快速反应，否则狼群就会灭亡。

我们大多数人很少关注自己的"野性"。与狼崽不同，我们的生存通常不会受到如此严重的威胁，因此适应的需求变得不那么紧要。正因如此，许多人太过满足于留在自己的舒适区。这就是为什么我们面对突如其来的困难时，可能会感到恐惧，不相信自己能够应对并处理好这些艰难的生活挑战。

留在舒适区只会让我们越来越畏惧探索自己的全部潜能，害怕释放"野性"。这就是为什么生活有时会用自己的方式把我们推出去，鼓励我们面对并克服恐惧，就像狼妈妈对待幼崽一样。

当改变来临，或强加给我们时，如果我们可以敞开心扉去接受，或许可以取得惊人的收获。在野外，动物们也会利用自己的本能迅速适应快速变化的环境。经历过 2004 年圣诞节东南亚海啸的人们都清楚地记得，陆上动物和鸟儿早早就逃离海岸线冲向更高的地方，可那时人类还没有意识到情况的严峻程度。还有一件事：我观看了 2012 年伦敦残奥会，残疾运动员的表现令人难以置信，我深受鼓舞。这些人在生活中面临挑战，但他们选择以最积极的方式适应新情况。也许我们大多数人永远不会经历失去肢体这样的巨大变化，但我们也一直在改变。这也是我十分反感"中年危机"这个词的原因。不管我们是否喜欢，我们一直都在适应变化，而且很难实时看到这些改变。

有些变化更加深刻，我们如何解读、处理这些变化决定了我们的适应能力。你现在是否正在经历生活中的变化？如果是，请在下方描述一下，谈一谈它给你带来的感受：

我生活中的变化是：

_____

_____

_____

这让我感到：

_____

_____

_____

请记得，每个时期的变化都会让你感觉新奇，就像孩子第一次看到新事物一样。一开始时，你可能会感到恐惧，但是如果你不断地迎接挑战，那么最初体验到的恐惧终将被信心取代，因为情况已经在某种程度上发生了改变，哪怕当时你根本不了解，甚至完全没意识到这个变化。

当我处在崩溃阶段时，我沉迷于酗酒、嗑药，生活中最让我恐惧的变化就是今后只剩下自己一个人。我要开始为自己负责了，可我却推开了我爱的人，破坏了生命中美好的事物，当时，我感觉堕落是自己唯一能够主动掌控的事情。我的确失去了心爱的家人，没有了母亲和哥哥，但这不该是我堕落、伤害自己和他人的借口。我深知自己需要改变，但却陷入混乱，借此分散注意力，偏离实际生活。其实，我很害怕，害怕面对自己，害怕透过黑暗看到自己的孤独无助和茫然无措。

回想起来，我当时想过一死了之，因为太过害怕要承认自己茫然自失，需要他人帮助。我胡言乱语，不断否定自己，不知道如何逃离这样酗酒、嗑药的生活方式。不论是心理、情感还是身体，我都觉得筋疲力尽，以致于不得不放下我的自尊心，屈服于我无法忍受的事物。我必须放弃一些事物：情况已经不同了，我需要拥抱变化，不要再逃避了。

就像我之前提到的，终于摆脱了酒瘾和药瘾之后，我发现大自然无条件地支持我，陪伴我度过那段动荡不安的时期。它让我安心下来，当我走在里士满公园，穿过树林时，我知道即使我一无所有，也可以好好生活。有时，一个人一无所有时，就会突然发现，他其实拥有一切。

在我们这一生中，所有人都将被迫面对内心深处的恐惧，不论我们是否愿意，都不得不增强韧性，求得生存。走在树林里，我们沐浴阳光，也穿过树荫与黑暗。就像森林为了茂盛而容纳阳光与阴暗，我们也要容纳好与坏。生活本身就是高光时刻与至暗时刻共同串联起来的。

对我来说，在树林里，我与最初的自己完全连接起来，直觉一下子增强，尽管孤身一人，我也知道我受到了很好的保护和培育。在每年的散步疗愈过程中，我最爱观察和感受四季的变化，我发现四季隐喻着一个人心灵的死亡与重生。树林通常象征着未知——我们不知道、无法控制的事物。所以，也许我们应该干脆利落地放下理性自我，相信自己的直觉，走进森林深处，度过这个阶段。

杰瑞处在一个高压的生活环境里，会议没完没了，总是需要他拿主意定决策，他一直承受着巨大压力。意识到这点后，他得出一个重要结论：

电子邮件与科技的广泛使用与咖啡的走俏是相辅相成的。如果你放轻松，不喝含咖啡因的饮品，可能在你参加一次平常的商务会议时，会觉得同事们都太疯狂了。这种情况屡见不鲜。掌权的人的表现似乎不符合社会常态，总是很亢奋，他们喋喋不休，根本不去倾听。大家完全没有注意自己已经被软件工程师操控到了什么地步。在硅谷，很多团队的工作就是通过社交媒体让人们感到匆忙和被需要。人们不知道那些软件工程师的目标就是操控人类大脑。

我意识到自己必须摆脱那样的环境。这是一场战斗，我感觉自己退出来的选择很机智，也因此觉得自己聪明能干，觉得自己现在有了全新的、更明智的头脑。

杰瑞

当改变的机遇来临，或是现实以某种方式迫使我们做出改变时，其实是恐惧在驱使我们开启高压模式。发生巨大改变时，我们常常以为自己的安全世界就要崩塌。但如果我们选择接纳并探索这种改变，就有希望出现对我们更有益的事物。贝弗利发现自己可以接受工作中的变化，可以欣然改变自己的工作生活，这对她来说有很大启示：

我现在对自己更有信心，我掌握的很多技能可以运用到非常多的地方，所以我可以离开这里。我可以走，但在散步疗愈开始之前，我从未意识到这点，那时我总觉得自己是个单调乏味的人。职业倦怠，让我除了工作什么都想不起来。如果需要，我觉得在星巴克工作也没什么好担心的。我不一定非要留在这里，我可以直接离开。这份工作让我有了些积蓄，就算6个月不工作也没问题。

贝弗利

真实的（和不真实的）自己

每个人都有真实的自己，但有时生活会出现一些偏差，你会发现自己处在不真实的状态。比如，你在学校或职场受到欺凌，但你没有直接反击，而是转去欺负别人。这是你在情感上的一种诉求，认为自己这样做才可以。向我求助的人在各种不同的领域、行业工作，承受各种很大很强的压力。似乎在他们的职业生涯中总会出现这样一个时刻，渴望为自己找回意义价值，换句话说，就是寻找一条能让自己回归真实自我的道路。大多数情况下，散步疗愈为大家带来惊人改观，他们很快就看起来或感觉自己像"回家"了，终于回到那个在生活中用心对待自己的状态，不加任何评判。我从中了解到，或许是出于某种原因，自然似乎是我们每个人生活里的共通点，我们可以在过渡阶段回到自然中寻求某种庇护。

你可能没有意识到自己何时偏离了真实的自己，最终与自己期望的生活渐行渐远，但是你却能凭直觉感受到。你的身心感到不适，感到压力很大或十分焦虑，你非常清楚自己过着一种很不真实的生活。在转变时期，你往往会感到很不稳定，心有不安。这就像地震前地壳板块开始移动一样。你只是感觉到，其实你知道有些不对劲。你的情绪正在发生变化，事件也在向前发展。你可以选择与转变同行，体验转变与过渡带来的一切，或者你也可以继续保持被困住的感觉。有时，你可能觉得自己在这个过渡阶段毫无进展，而这是社会强加给你的，让你感觉越来越不耐烦，这就叫"适应"。你总会无意识地看看身边的人，问道："为什么别人总是井井有条，看起来自信又开心？"但是你却看不到他们心灵脆弱的一面。你更愿意关注他人坚强的外在表现，并与之较量。保护脆弱的自己就像是那件你穿了多年的舒适衣服，它一直温暖着你。这件衣服有不同的样式和大小，让你有"不完美的独特性"，你需要张开双臂，拥抱脆弱的自己，特别是在逆境中。

我被抛弃的次数比我记得的还多。有时候，真实面对自己会很艰难，需要你始终保持坚定，守护好内心敏感的部分。如果有人凭借你在生活中面对的各种转变来评判你，这也只能代表他们自己，而不能说明你。永远都不要忘记，你内心深处相信的真实性才是你永远的向导。也许你会感到内心孤独，但你会意识到真实的自我需要时间来显现。你要做的就是信任这个过程，并相信它会带来好结果。

我这一生遭遇过很多变化和不顺，谈论过去的转折令我很煎熬，但撰写这一章节又迫使我回忆并重新审视我不得不面对的各种变化，以及我需要克服的困难。但这也让我想起自己的韧性，它让我有勇气面对并挺过生活中的各种挑战时刻。即使我已经学会了信任变化，可我觉得自己还是永远都会害怕改变。过去我因为害怕失去控制而操控自己，但现在我知道了自己什么时候需要放下，什么时候需要顺其自然。

我一直都很害怕放下，害怕放下我爱过或与我有过联系的人和物，可有时我们必须面对这样的现实：你所爱的、自认为带来帮助的，其实在伤害你。当我决定戒酒戒药时，我就是这样想的。你可能会问，我怎么知道自己在每个转变过渡期所做的重要人生决定是正确的呢？事实是你不需要知道，只需对自己有信心，相信自己的直觉就可以。正是在这样的时刻，我更需要坚定内心，不断告诉自己："我不会抛弃自己。"我的意思是："我信任自己做出的每个决定。"

我可以坦率地说，我经历每一次人生转变时，都坚持着自己相信的，忠于直觉告诉我的。这就像所有外界情感关系的维系一样，信任需要时间，构建信任需要很长的时间，但打破就在顷刻之间。这就是为什么，当整个世界都在要求你变成另一个不真实的自己时，你需要坚信你最终一定会成为真正的自己。这是你需要相信的：做正确的事，每一步都做到最好。如果你连自己都不信任，又如何能信任他人呢？

四季的变化和人生的转换

留心变化在一年中的某些时刻是如何发生的，这趣味颇多。冬天像一个内省的季节，从圣诞节到立春这个阶段往往会催发个人新的开始。

有时候，我会对经历整年散步疗愈的来访者说："回想一下去年这个时候，看看自己已经有了多大的改观。"他们几乎无法相信在过去短短的 12 个月里，自己经历了怎样的转变。重要的日子常常也会引发重大的转变，生日和一些纪念日经常是绝佳时机。

我们经历变化的时候，会发现自己正与环境不断地磨合。我们必须承认，这些年来，我们自己也发生了很多变化。我们的关注重点改变了，目标也不同于以往，对生活的感受也有所不同。但有时，我们可能很难接受这样的内心变化与外部变化，如容颜衰老、孩子离家等。

所以，说了这么多，为了充分理解过渡的本质和它带给我们的感受，让我们做出改变，我们需要探索一条过去可能忽略或抗拒的道路。林地是最佳环境选择，不熟悉的路径里充满了曲折变化。如果你居住在城市，可以选择通勤或周末的时候，在居所附近探索一条不同的路线。我在生活中的一些时刻坚持奉行谨慎而为，我发现自己总是选择同一条路径，从未变换方向，避免一切风险，从不随意。但另一些时刻，我是出了名的不怕冒险，我的行走路线一反常态，就像个孩子一样自由探索。这就是我们所说的"无拘无束的孩子"，某个时刻我们可以从条条框框的规定中解放出来，但这些条条框框往往仍会在日后的适应过程中约束我们。

练习：跟着直觉走

在这个练习中，我希望你可以在最有成效和最让你兴奋的路径中做个选择：一条能让你高效到达目的地的路径，还是一条能让你体验更多的路径。我需要你问问自己：

· 为什么我选择了这条特别的路？
· 它是如何体现我当前的生活的？

比如，若你很难管理好自己的闲散时间或无法高效工作，你是不是会选择最短、最有效的路径？也许你正缺乏创造力，也更愿意谨慎一些，这样就不用动脑思考了，是吗？又或许你渴望改变当下的生活，期待一次冒险，促使自己走出日常困境，打破常规，是吗？

请记得，我希望你接下来只关注自己的步伐。看看地面，看着你的双脚选择的那条最振奋人心的路径。我最近这样试过，发现自己避开了铺路石，上上下下各种斜坡，将无忧无虑的自己与大自然联系起来。这是一项正念练习，需要直觉、自发性和创造性思维。它会帮助你学会放下，面对未知的恐惧，因为我们谁都无法确定自己最终会走向何方。

当变化就要来到时，我们往往不确定它将把我们引向何方，正如我说过的，恰是这种不确定性造成了恐惧感。但是，我们可以选择如何诠释这种不确定性。我们不必恐惧，相反，我们可以把变化看作机遇，让我们探索自己，发现新事物，或培养我们知道自己有但从来没有机会去运用的能力。

练习：带着目标前行

接下来的练习是运用之前讨论过的"皮格马利翁效应"（请参阅第117—118页）进行创造性的视觉化练习。它将帮助你在大脑中重构现在和将来看待自己的方式。请记住，如果你用消极的眼光看待自己，你就会从自我发展中证实这种想法。你对自己命运的预测经常会成真，影响你目前的所有思维过程、决策和行动。

好事是你可以选择以更积极、更理想的角度看待自己，创造一个积极的自我，实现预言。让我们看看这个过程是如何展开的：

1. 开始散步时，试着想想目前你是如何看待自己的，你的审美观如何，日常生活怎么样。在脑海中搭建的细节越多越好，这个过程不要着急。

2. 在整个散步过程中，思考自己需要分几个阶段，采取哪些行动才能实现自己所想。若要开始这个过程，请试着弄清楚生活中的哪些方面让你感到满足，哪些让你感到沮丧、恐惧或失望。

3. 关注那些可能会对你心理造成负面影响的事物，我希望你能想想如何改变，努力用正面积极的形象取代过去消极负面的形象。

4. 完成前面的步骤后，现在想象一下你对自己未来的构想和 5 年后想实现的目标。

5. 散步结束时，希望你快速比较一下最开始对自己的看法和现在对自己的看法。

6. 到家后，写下并整理散步过程中的所有信息，并制订一个清晰的计划，告诉自己现在需要改变什么，需要采取哪些步骤来实现 5 年后你想达成的目标。

我和马特到很多地方尝试了"带着目标前行"的练习。我们在他家附近的树林里散步，起初，他感觉树林让人心情沉重，十分压抑，但他自然而然地放慢了脚步，还说不论自己和我说什么，都像是被树林隔音了。我理解他的意思，他开始感觉到自然的保护，发现这里比之前想象中的更安全，可以敞开心扉。以下摘录于他当日的散步日记，其中就提及了这个练习：

2 月 16 日

我们散步的地方：7 英亩树林，离我家很近。

走了多久？ 1小时。

散步前我如何看待自己？孤独，总体就是一种下沉的感觉，还过得去吧。我不怎么用心打扮自己，但也不是个彻头彻尾的邋遢人。如果我愿意的话，我可以容光焕发，可我并不想。

在散步中：我谈到了失去家人和独自生活的恐惧。我把自己想象成一个隐士。

我对此感到开心吗？在某些方面，隐居很吸引我，但我也喜欢有人陪伴左右。我可以看到自己想独自疗伤，不过我不确定是否可以疗愈。

我想去哪里？如果我和我的伴侣不能重归于好，那我希望我们可以为了儿子生活得更好。对于我自己，我希望自己有信心成为一个好的单亲爸爸。我想过那种没有紧张压抑、没有争吵的生活。我不想永远一个人，但也不想因为感到孤独而开始一段没有结果的感情。我年轻时常常画画，我真的特别想知道自己是否画工依旧，然后看看会发生什么。

散步结束后的感受：我觉得自己比想象中有更多的可能性。我知道自己必须处理这次情感破裂，想起这些我就会特别难受。不过很多人都有过这样的经历，这也不是什么世界末日。我开始明白，改变并不完全是坏事。

我怎样才能做到这一点？我要停止与爱人的一切争吵，接受生活尽管困难重重，但这段感情不会持续下去。我要仔细考虑我想在哪里生活，以及我真正想从生活中得到什么。我要去报名学习绘画。我想我会从重拾艺术中得到更多安慰。

你可以用这个练习来重塑或改变生活中的方方面面。在头脑中借助强大的意象会明显改变你的情绪感受，而且重复练习的次数越多，呈现的结果就会越清晰。

度过转折期并不容易，可能会同时发生很多事情，以至于你不知道自己都做了什么引发了这一切。我把从成瘾状态中解脱出来，进入现在的状态看作精神重生，当然我很想知道过去到底发生了什么。相信我，我尽了最大努力抵抗酒瘾和药瘾。在那段时期，我觉得全世界都在和我作对。如果我当时听从了自己的直觉，有勇气接受改变就是生活，而不是一直与之对抗，也许我的转变就不会这么痛苦了。

宇宙万物提醒我们，那些自己无法控制的事情，有时只需要坐下来，相信自己能够处理好。一切事情的发生都是有原因的。

我经常在来访者身上看到上述情况，我自己的经历也是如此，作为一名咨询师，来访者的勇气和决心不断激励着我。让人欣慰的是，很多时候，为了更好地改变，我们只需要顺着改变而为。你也可以这样做，所以放开手吧，冒一次险，看看会发生什么。

第8章

悲伤与失去

谁都无法像过去那样一直走下去，所以必须面对不同。

——谢丽尔·斯特雷德《最美的小事》

任何改变与转变的过程总会带来悲伤，在这个过程中，我们总是要被迫面对某种结束。一章结束，新的一章又要开篇，但我们在翻页的那一刻，可能会突然觉得不情愿，因为谁都不会觉得改变轻松容易，特别是放手的过程。

悲伤与任何我们认为失去了的事物相关，而悲伤的程度总是与我们在旅程中建立的联系的重要性和依恋程度呈正相关。

另一种伤痛是因为逝世的人。若失去了一份工作，我们可以重整旗鼓，振作起来再谋一份差事；若一段感情破裂，我们可以从中吸取经验，结识新朋友。甚至有时候，我们可能会因自己一生从未有过某种经历而感到悲伤。但是，当我们失去一个人的时候，不仅情感联系永远被切断了，还失去了自己不可替代的一部分。

悲伤、震惊和羞愧

悲伤在各个不同阶段的体现方式各式各样。最初是感到震惊，不愿承认。接下来就是愤怒，感觉受到了背叛和不公正对待。（"为什么会发生在我身上？""为什么你要离开我？""为什么你非得走？"）随后是抑郁，因为开始认识到失去的现实。最后是接受，生活还在继续，我们必须尽最大努力前行，哪怕有时很勉强。

然而，并不是每个人都会按照线性的方式依次经历悲伤。可能有些人承受愤怒或沮丧的时间比别人更久；或发现自己根本无法摆脱悲伤，于是把它深埋心底，直到它在意想不到的时刻爆发。当我们急于对比，检验自己的悲伤是否恰当时，一些人可能会感到羞愧，觉得自己天生就有问题。在我们最需要信任、能量与支持的时候，这可能会削弱我们的力量，让我们变得慌乱。

悲伤没有对与错的区分。有些文化遵循在特定的紧张时期，一个群体共同经历悲伤，为悲伤的情绪创造发泄出口。另一些文化更注重个人独自处理，向自我寻求慰藉与支持。从本能和直觉上来说，我们最终都渴望摆脱悲伤，并释放掉这种随身相伴的不适感。但这往往会与我们不愿放手的冲动相冲突。因为我们害怕失去控制各种强烈情绪的能力，比如愤怒、不知所措、感到不公或悲伤等。有时候，当某种情绪反应强烈时，我们会非常害怕面对它，想抑制这种难以忍受的情绪是完全正常的。我们害怕放任这些情绪，因为这样做就等于承认自己失去了什么。所以，压抑情绪是另一种方式的否认，是在逃避最终的结果。

我把这描述为"将狼拒之门外"。在这里，狼代表着原始能量。为了保护自己不经历震惊、怀疑、沮丧、不堪一击的脆弱、曝光、尴尬和面对困难的现实，我们已经学会抑制一些本能情绪；有时也是为了让我们所爱的人不担心我们，于是不让他们知道我们心底那些不愿承受的强烈痛苦感受。我们也很担心，不知怎么就会让自己在公众面前难堪。大家常常告诉我们"可以哭出来，但不要生气"或"生气很正常，但别哭"。面对别人期望我们应该如何做的情况，又有多少人敢在他人面前说出自己的真实感受呢？

我一生中经历了3次丧失亲人的苦痛，每一次都带给我不同的内心感受，那段时间改变了我的世界观。不过，经历悲伤的过程让我接受了这样一个事实：逝世（以及失去）是人生必然的部分。对于每一次丧亲之痛，重要的是逝去的人为我们留下了什么念想。他们的人生是否圆满？他们是否体验了自己想要的经历？他们是不是希望多些时间消除生活中的一些遗憾？他们是否想起了那些很久不联系的朋友和亲人？他们是否像面对生活一样面对死亡？我在一家临终关怀医院担任治疗师时，经常听到病人说希望在生活中多些经历，少些遗憾，多和家人、朋友以及所有自己关爱的人联系。

你也可以问问自己其他关于失去的问题，例如可以想想下面这些问题：

· 失去的事物是否在某种程度上造就了今天的你？

· 关于你最近失去的人或物，你印象最深的是什么？

· 迄今为止，这种失去对你有什么启示，或你想如何生活？

· 你觉得对方为你留下了什么念想？

· 你经历的失去是否让你现在停滞不前？如果是这样，原因是什么？

· 凭直觉讲，你觉得自己需要怎样的支持来帮助你再次前行？

如果有帮助，请将这些问题记录在你的日记里，提醒自己下次出门时思考一下。

悲伤和重建联系

母亲去世时我只有 17 岁，我那时当然是受到了惊吓。就在那一刻，我突然意识到了母亲和孩子之间的连接力量，可我身上的这种力量却被夺走了。母亲离世前，我对她说的最后一句话是："我爱你，我为你感到骄傲。"她当时特别虚弱，却回应了我："我也是。"在那之后，我仿佛和自己以及家人们断了联系，我提到过，自己当时为了麻痹这种痛苦拼命喝酒。母亲这么早就离开了我，我感到一种背叛，主要是因为她的去世让我觉得太不公平，不合时宜。酒精加剧了我的愤怒，让我摧残着自己的身体。尽管它帮助我摆脱了自己不愿意或不准备面对的痛苦现实，但同时也把我变成了另一个人，这个人会不遗余力地消灭我生活中所有的健康关系和精神联系。当我清醒过来时，我所能做的就是看着自己给所有人造成的打击和痛苦。酗酒已成为我生命中最不健康、最有害的连接，但当时我根本不想面对这个问题。

在我的大哥离世后，我更加无节制地喝酒，我害怕自己承受更多的失落和悲伤（我将在下一章详细探讨这个问题）。毕竟，我所能承受的失去和心痛是有限的。现在回想起来，我真希望自己能在那段时间找到更好的排解方式。可当时我还年轻，根本不知道如何去排解。不过坦白讲，这根本就不是年龄的问题，就算一个人有丰富经历、学识、智慧，可当痛苦、失落或悲痛太过强烈时，这些都会被抛在脑后。

　　当我准备好做出改变并走出去后，我才明白，这种对于失去的心痛并不是宇宙在召唤最邪恶的力量来打击我，相反，它只是生活的一部分。我们或胜或败，或生或死。失去的确很难受，但这是每个生物生命周期的一部分。

　　散步让我摆脱因有人离世而引发的自我烦扰，帮助我保存好过往的回忆，有时那些逝者就像在脑海中与我并肩同行。这让我想起曾经与他们一同散步的经历，还有我们当时讨论的内容。在好几次散步的过程中，我记得自己非常感谢他们为我的人生带来的一切，虽然再也见不到他们让我感到难过，但我知道自己会永远记住并珍藏他们为我留下的回忆。

　　在悲伤的过程中，尤为重要的是不逃避"结束"。说声"再见"，用一种对自己更有意义的方式告别。给刚过世的挚爱之人写一封信，或举行一个仪式来纪念你们之间的关系，这些都是创造疗愈的方式，告诉自己挚爱的人已经离你而去。这种思路也可以运用到任何你在生活中感觉难以"结束"的事件上。

来访者弗朗西斯最近痛失相处了 30 年的好朋友安，安因罹患癌症去世。安离世前，曾问过弗朗西斯是否愿意在她的葬礼上致悼词，她说："因为，你可能是当天唯一一个能撑下去的人。"弗朗西斯笑了，因为安总是能一语中的。其实他一点也不擅长在需要的场合表现"恰当"的情绪。他自己知道，而安也知道，只有在一切尘埃落定之后，任何可能爆发的情绪（也许）才会出现。

我和弗朗西斯穿过他家附近的海岸，沿着一条特别漂亮但有些湿滑的海岸小路走着。当时是 1 月，海天一色，融合成了铅灰色。我问他，哪里觉得悲痛？

弗朗西斯回答："别人都经历过了，可我似乎是唯一没有完整经历过一次崩溃的人。我在自己身上找不到。没有什么可以让我抓狂，也不知我的感觉为何会被切断或阻隔。我觉得自己可以也应该答应安，但我没有。因为那不是自然而为的，而且感觉也不对。"

弗朗西斯的问题是，他为自己没有"恰当"地表现悲伤而感到内疚和羞愧。更糟糕的是，他没有参加安的葬礼。他解释说："她去世那天，我正和家人外出度假。我离开了3周，就知道自己会错过她的葬礼。我答应过她，我会来念悼词，但却没有做到。我没有遵守自己对她许下的承诺。"

我注意到弗朗西斯发现就连她的名字都很难说出口，我问他为什么这么做。他说："说起'安'，想到她的死亡，就让人觉得太现实了。我好像无法接受她已经离世的事实。比起伤心，我更多的是愤怒。我知道很多人在年轻时就会死去，可怎么会是她？这似乎太不公平了。"

弗朗西斯遇到安时，他们俩都是第一次离开家。安是一个随和、无忧无虑的人，她给弗朗西斯的生活带来了很多快乐。

"她可以让我开怀大笑，"他说，"特别简单。我们之间有特别默契的幽默，而且这种幽默一直都在。这是一场不涉及爱情的亲密，就是很纯粹的爱。"

我们沿着一条长长的斜坡走到悬崖顶部。我向弗朗西斯解释说，他内心的声音告诉自己应该对朋友的死感到悲痛欲绝，但悲痛程度与他们关系的亲密程度并无关联，他们的亲密关系反倒给他的悲伤过程施加了不必要的压力。我也指出，通过使用"应该"一词，或拿自己的悲痛和失落经历与他人的做对比，期望自己的情感更强烈，很可能会产生羞愧感，这种感觉不断地嘲笑自己做得不对，以此来贬低、削弱甚至剥夺自己的价值感。

他说："我不确定这是'羞愧'。我并不觉得有什么可耻的，更多是因为自己不能好好悲伤一次而烦闷。"

我回应道："好的，那我们换个角度来看。假设你内心的声音来自真实生活中的人，也许是父母？他们说：'你还没有为此哭过，为什么不哭？你是不是有什么问题？你真该为此感到难过。'那么你会有什么感觉？"

弗朗西斯停顿了一下，海湾远处的海浪汹涌而来，似乎恰如他内心矛盾的想法。

"我会觉得特别难受，"他接着说，"就像受到指责，受到严厉惩罚。我想我可能会感到羞愧，也会特别生气。"

"为什么生气？"

"因为如果这是父母和我讲话，我会期望他们多些同情和理解。我已经失去了一个好朋友，这还不够吗？"

"好，"我说，"所以，如果这并不是真实生活中的人说出的话，而是你内心的声音，你知道它说得不对，那为什么还要在意呢？"

"我不知道，"弗朗西斯回答，"我说不上来，可它就在那里。"

我问弗朗西斯，羞愧的感受是否蔓延进了生活的其他方面。他告诉我，在工作中他经常把自己逼得特别紧，做什么事都追求完美。

他接着说："这让我在工作中获得了成功，可我并不觉得开心。它只是推着我继续工作，这倒没什么，但有时会影响到其他事。"

我温和地引导弗朗西斯换个思路，让他明白，或许自己正在内化愤怒，现在这种情绪已经发展成一种指责，正在训诫他，羞辱他。我说，安在他十几岁时出现，帮他开拓人生观。从直觉上讲，他知道走出黑暗，走向光明才是有益的，而安就是"光明"，她散发着无尽光芒，照亮了他。

"我明白了，"他说，"但这仍然不能解释为什么我不能为她流下眼泪。"

我告诉他，每个人的反应方式都不相同。"耐心些，如果需要，该哭的时候就会哭的。"我说。

我向弗朗西斯解释，耐心是关键。急于寻找解决方案通常意味着推开更深层的情感。从本质上讲，时间就是治疗师。发现失落感，并关注这种感受，往往比快速找到解决方案更能让人恢复。失落、愤怒和不公平的感觉从来都不会让人有舒适的体验，也不会让人心平气和。

我们走下山坡，前往海滨小镇，因为季节的关系，只有几家咖啡馆和酒吧开门营业，等着我们这样的冬日漫步者前去消费。我问弗朗西斯，安给他留下什么印记？我们在海堤边上停下，弗朗西斯思考着他的回答。

他说："最后时期，她身体已经特别虚弱了，都没办法告别。但如果还有一丝力气，安一定会说：'享受生活，拥抱我的离去，也拥抱其他。要善良，要慷慨，但也不要总是那么逞强能干！'"

"那你是如何将这些想法带进自己的生活中的？"我问他。

他笑了，说道："我已经开始行动了。当我遇事太较真时，就会想她会说什么，然后我就不那么较真了。"

通过这种方式，弗朗西斯学会了聆听不同的声音——那个如果还在世的朋友会如何与他对话，一定会推开他的自我斥责声、训诫声。倾听安的声音，弗朗西斯可以尊重、接纳并赞颂她为自己留下的礼物。他发现自己的悲伤也是有用的。

几个月过去后，弗朗西斯又联系到我。他想告诉我自己的近况。这是从他的信中摘录的：

大坝很久都没有决堤。大约 1 个月前，我去剧院看了《当怪物来敲门》。我的情绪一直很稳定，可到最后一幕时，我的眼泪流了出来。灯光亮起时，我看到哭的人不止我一个。那一刻，我知道自己并不孤单。我们都经历了一些改变，一些令人心碎的事情。

弗朗西斯

带着失落生活

当你失去挚爱之人或心爱之物时，你仿佛无法想象没有他们的生活。悲痛中的人们经常说起伤痛是如何在他们最不经意时刺痛他们，就像刀扎在心上。当你意识到生活中少了某个人或某样东西时，心底的失落与愤怒也是那样突如其来。你可能会莫名其妙地感到惊讶、震惊，或突然意识到与周围的人失去了联系，或感到孤立无援。

练习：我们会在哪里看到自己失去的东西？

你下次散步时，花点时间去感受自己在哪里感到失落或空虚。例如，如果你离婚了，那么一对幸福的夫妻走在街上会让你感到难过或空虚吗？或者，如果你失去了父母、朋友或亲人，你是否会更容易注意到咖啡馆里欢笑的家人和伙伴？如果你丢了工作，你是否会因早上看到的那些上班族而心生羡慕或嫉妒？如果你因为自己变老而感到难过，那么是否会注意到有很多朝气蓬勃的年轻人跑在你前面？

在下面或你的散步日记中，记录你在何时何地经历过这样的情况，有过类似的感受。

我在何时何地感到失落？

_____

我是怎么经历的?

_____

这让我有什么感受?

_____

　　一旦你确定自己在哪里看到了自己失去的东西,那么你下次散步时再遇到相似情况,请试着联系自己的美好回忆,而不是悲观消极地总想着自己失去的事物。问问这一刻让你想起什么美好的东西,比如那些你们共享的时光,以及你从这些经历中收获了什么。在我们生命中的某个时刻,每个人都会失去一些对我们有重大意义的物件,或是十分亲近的人,但我们不一定要忘掉那些与之相关的美好回忆,我们可以自己做出选择。

　　任何遭受过亲人离去的打击的人都会经历"听到"那个人声音的情况,甚至是在他们曾经常去的地方"看到"他们。我说的不是什么鬼魂,而是与逝去之人的联系,将他们带回我们的现实生活。有时,这可能让你心神不安;可另一方面,它能给那些遭受苦痛的人带来安慰和熟悉感。

练习：带着失落散步

你下次散步时，无论选择什么环境，都可以想象在那种环境中失去的人。你"看到"他们是在大步流星地走在城市里，还是在海滩悠闲漫步，或是在森林中徒步旅行呢？他们看起来怎么样？对你说了什么？

一旦这样做了，你可以花些时间想想他们的精神状态，而你所感受到的就是他们试图传达给你的信息。发现他留下的信息可以帮助你与更睿智、更达观的自己相连接，为自己带来更自信、更清晰的人生观与展望，甚至可能给你带来慰藉。

关于"带着失落散步"的练习，我问了弗朗西斯几个关于安的问题。他说："哦，我可以在海里看到她，她在海里划着桨，召唤我们脱下鞋袜，和她一起。她又倒了一杯加了奎宁水的杜松子酒。她想说什么？我想应该是'趁活着，好好享受生活'吧！"

通过仪式或象征性事物来结束

当你觉得准备好了，在下一次散步的时候，试着想想如何通过一个与自己相关的个人仪式来纪念生命中一个重要时期的结束。

就像我说过的，不论你遭遇何种痛苦，如何面对终结都至关重要。它让你体会到结束的感觉，让你有机会说再见。葬礼本身就是一种仪式，但对你来说，它可能不够个性化，不够私密，无法让你好好告别，也无法呈现逝者与自己的独特联系。更具个性化的仪式可以在这些方面带给我们帮助。

有些人可能会写一封信，描述和总结自己的情感。一旦信写好了，他们要么把它烧掉；要么将它裹在石头上，然后扔进湖里；要么把它放在瓶子里，让它漂流在大海上；要么把它埋在一个对自己来说很重要的地方。这里没有什么规则，你可以随心所欲地发挥自己的创造力。有的人可能喜欢把具有重要意义的照片或物品放进盒子里，藏在自己最喜欢的某个自然角落，从而创造出一个关于记忆的时间胶囊；有的人可能只是独自去酒吧或去喜欢的餐厅，以纪念一段特殊关系的结束。

举办一个仪式也标志着你做出继续向前生活的承诺。你努力地过着充实的生活，仍然可以时不时回首往昔，体验有关失落的感受。许下承诺可以帮着提醒你，不论遭遇何种逆境，自己仍然有能力满怀信心地完成任务。

下面是弗朗西斯纪念安离世的日记的摘录：

我觉得应该以安的名义组织一次公益散步活动，我也决定加入其中。活动颇具挑战性，但和她生病时的遭遇比起来不算什么。这是我做过的最好的事情。我和老朋友们重逢，我们聊起很多有关安的事情（也谈到了我们自己的生活），有说有笑。经过一段漫长的路途，我们登上山顶，并举杯向她致敬。我在手杖的顶端系了一条动物图案的围巾（她喜欢动物图案），我们把它当作一面旗帜。后来我们迷路了，大家又笑了起来，那时，我们真的感受到了她的调皮、爱出乱子。走到最后，我们都觉得共同完成了一件特别了不起的事情。她永远不会被大家遗忘，我们之间的情谊也不会被遗忘。

弗朗西斯

以这种方式带着悲伤一同前行可以治愈自己，并且可以真正帮助你感受到自己在生活中继续前行。在户外呼吸新鲜空气，可以让你在中立的环境中思考和处理内心感受，而大步走和其他运动可以帮助你获得重新连接力量的感觉。慢慢行走，你会感到平静，并被大自然的声音抚慰；而在散步时加快步伐，可以让你感到身体的强大力量，比处于逆境时的情绪更坚强。

当感到悲伤时，你常常会陷入压力的"隧道视野"中。走到户外可以促使你减轻压力，体验更广阔的视野。如果你觉得自己一个人在世界上非常孤独，那么可以给树木、湖泊、山丘或某个对你有情感意义的区域起名字，这能帮助你重新与大自然建立联系，也能让你与自己的精神世界连接起来。与以往一样，自然是万物之母，与自然重新建立联系可以帮助你感受到，一直都有人关注你，陪伴你同行。

第 9 章

永远不够，成瘾之手

上瘾就是即使你想戒掉，也要得没完没了。

——迪帕克·乔普拉（印度裔美国作家、替代医学倡导者）

我犹豫了很久，最终才决定写一章关于成瘾的内容。到目前为止，我们已经听到不少有关借助酒精进行自我疗愈，缓解工作带来的压力、焦虑和沮丧的说法，但如果每天晚上都喝一两杯放松自己，遇到更严重的问题怎么办？

过去我酗酒、嗑药，知道成瘾背后隐藏着什么，也知道戒掉成瘾的习性有多困难。我们大多数人都会时常承受书中提及的那种高压感和紧张感，可又有多少人会承认自己曾对某种事物上瘾了呢？或更确切地说，我们中有多少人会承认自己是"瘾君子"呢？

我们把一个人的某种行为描述为"成瘾"，通常人们很不情愿地承认自己有成瘾行为。为什么这么说呢？因为我们大多数人认为"成瘾"这个词只适用于描述别人。一个非常典型的回应可能就像这样："我不是'瘾君子'。其实吧，我喜欢每晚喝上一两杯酒，好吧，可能有半瓶左右，但我能控制好。我的工作压力太大了，喝酒只是让我平静下来，仅此而已。我并不是一个放荡的酒鬼，不会和大家藏着掖着偷喝酒，或是拿瓶高酒精度数的苹果酒佯装一番。"

不，你和你现在拿来与自己做比较的堕落之人并不一样，又或者你们是一样的呢？也许你们都很依赖某种事物来度过生活中的艰难时刻，尽管你可能不像酗酒者那样混乱无节制，你能做好工作，履行职责，但你的需求和他人的需求真的有很大不同吗？你们不是都躲在了酒瓶后吗？

药物也是如此。请相信我，周末嗑药消遣一下和每天下午扎进药物泛滥的地方并没有太大差别。因为这两种情况我都经历过，所以我知道在你最意想不到的时候，前面的行为很快就会诱发后面的。不过，那些用药物来消遣的人可能是第一个否认自己成瘾的人："嘿，得了吧。这有什么问题？现如今大家都嗑药。"

越来越多的依靠酗酒和嗑药消遣的人

现在，酒比以往任何时候都更容易获得，大家也都负担得起：2017 年，英国有 2920 万成年人喝过酒；几乎每 10 个成年人中就有 1 个（共计约 290 万人）说自己每周 7 天至少有五六天都在喝酒。这项调查还指出，从事专业技能工作的人或管理层人士如此高频率喝酒的可能性最大。的确，这些人在努力管理自己的高压、焦虑和低沉情绪，然后就……

有关滥用药物的统计数据也可以让你有更清醒的认识（请原谅我这样说）。英国国家医疗服务体系报告指出，2016—2017 年，英格兰和威尔士 16—59 岁的人中约有 1/12（8.5%）在上一年服用了违禁药物。因相关问题而入院的人数在 10 年内增加了 40%；而自 1993 年以来，现今因滥用药物而致死的人数达到历史高水平。

成瘾行为无处不在。这就是我最终还是决定写下这一章的原因。事实上，让人上瘾的不一定非是刻板印象里的那些事物，不论是酒、药物、烟草、赌博、性、工作、电视、食物、赚钱还是什么……显然，让人上瘾的事物有健康和不健康之分，也有高层和低层之分，但归根结底，只要你依赖某种事物来减轻日常生活中的痛苦或逃避现实，可以说，你就显露了成瘾行为的迹象。借喜剧演员拉塞尔·布兰德的一句话来说，成瘾者的意识就是："嗑药和酗酒都不算问题，现实生活才是问题，嗑药和酗酒都是帮我解决问题。"

正如我说过的，因为我们总是爱拿自己和他人做比较，于是我们往往倾向于不关注自己的成瘾行为。或许我们会怀疑自己有问题，可是一想到我们的某个同事、朋友或家人，他们似乎总是被"鞭打"（以及被"锤打""殴打""虐待""击垮""糟蹋"），我们就会安慰自己："我和他们不一样。"如果你看看上面那些描述，就会发现这显然和侵犯有关。成瘾行为似乎帮我们内心的挫败、压力和受侵犯感找到一种释放的感觉，而有时在日常生活中我们会发现，我们很难处理或表达这些情绪。换句话说，我们正在寻找正确的东西，但却找错了地方。对于所有与成瘾问题做斗争的人来说，恐惧和无法管理思想与情感是主要因素，通常是一种羞耻感使人不愿意承认。

羞愧等级

一个人如果因为别人的失败而看不起他们，就会心生我所说的"羞愧等级"。这适用于工作、家庭或社交。我们将自己置于顶端，把别人放在底部，这种做法在社会中很常见，特别是涉及地位的时候。我们倾向于这样做是为了让自己觉得"好过……"而不是"不如……"。比如，我们可能会想："好吧，就算我喝酒或嗑药，但我不像某某那样频繁酗酒，滥用药物，也不会把自己弄得一团糟。"或是："我从来没有或永远不会像某某那样行事。"但是，如果我们诚实地面对自己，我相信在某些时候，我们都曾做过为他人所鄙弃的事情。我们有时难以接受或承认生活中一些不那么光彩的时刻，这正是因为我们对此感到羞愧。

羞愧分级可以帮助我们不再死死盯着或避免一些自我伤害、有失得当的举动。在我看来，那些沉迷于"社会更容易接受"的事物的人，非常看不起那些深陷"社会不太容易接受"的事物的人，特别是那些酗酒和嗑药的人，他们会觉得这些人的成瘾情况远比自己的严重。

我遇到过很多否认自己上瘾的人。他们知道自己有问题，如酗酒，他们也知道表面上酒是镇静剂，可以缓解压力、焦虑和抑郁，但从长远来看，它的作用完全适得其反。可是他们拒不承认自己有问题，当然也不想戒掉酒瘾。他们会特别震惊地说："我，能是酒鬼吗？根本不可能。我只是晚上喝了两杯。"但成瘾不是不可能的。两个人饮用酒量完全一样，但反应却大不相同。如果你醒来后感觉很难受，还处于宿醉状态就去上班，那么心情通常也会变得阴郁消极，而你却想着再来一杯酒让这种痛苦神奇消失。那么不管你喝的是一瓶最好的红葡萄酒，还是 2 升廉价的高酒精度数的苹果酒，问题还是困扰着你，需要你现在去解决。

成瘾性人格

会有"成瘾性人格"吗？有些人把那些在成瘾行为上趋于极端的人视为患有精神疾病或神经性疾病，另一些人则使用"成瘾性人格"来描述那些（通常用于同龄人中）沉迷于酗酒、嗑药和其他放纵寻乐行为的人。但说到底，无论你给它贴什么标签，它都会不可避免地引发恶性循环。在我看来，最容易把没什么坏处的行为变成恶习的往往是情感生活上的难题。甚至有人可能对兴奋感、变化莫测或极端行为上瘾，于是让自己陷进焦虑和痛苦的旋涡。

根据我的经验，小时候总是受到严厉管治的孩子长大后会很容易对某种事物上瘾，形成依赖。当我还小的时候，我发现周围的大多数成年人都喝酒，确实，那是为了社会交际，但也是处理难题的一种方式。在我 6 岁的时候，有人拿了一个小酒杯给我，允许我尝一口。当时没人觉得这有什么不妥或会带来后患，因为过去大家的学识不像今天这样渊博。说实话，现在也有很多人不知道饮酒对人的伤害有多大，不管是从哪种层面，从哪个年龄段来衡量。

我不怪父母允许我在那么小的时候就喝酒，他们不知道这样做是错的。就像我提到的，那时，大家并不会把酒看成是非常有害的东西。然而，我是一个害羞、敏感的男孩，我发现一两滴酒就能颠覆我，让我充满自信。而且，因为我当时学习不好，又遭同学欺凌，以及后来母亲患病早逝，我开始借酒消除种种压力，就像有了一个绝妙的方法让自己越来越依赖那些堕落行为。由于更加渴望躲避那些难以忍受的情绪，我酗酒也越来越严重。很难说其中是否包含性格的因素，但酒的确让我从天生的羞怯中得到释放，同时也打开了一扇门，通向更加危险的世界。只要去酗酒或嗑药，我就会四处游荡，寻找下一个聚会或下一个酒局。晚上，我那种野性的感觉被激活，但是喝酒、嗑药后，它会诱发伤害自己和他人的行为。

我越来越渴望冒险、危险和混乱带来的刺激，这也给了我一种目标明确的感觉。当我熟悉的世界分崩离析，我失去了所有力量，能控制的只有酒和药物。在这种影响下，我一直以为是我的原始本能让我活了下来，避免伤害自己或他人。但事实恰恰相反，如果你给一只狼注射镇静剂，再给它灌药，你会得到什么？一只失去了原始本能和习性的动物，一只对自己、对别人都不负责的动物。

我在实践中发现，如果你内心越敏感，对酒精的敏感度就越高，并且在酒精起作用的那段时间里，你的感觉也会比别人更强烈。就像我之前说过的，在相似的情况下，饮酒量相同的两个人，会有完全不同的反应，这取决于他们的敏感程度。对我来说，酗酒严重伤害了我的自尊心和我对自己的看法。我想，无论我成长过程中的生活环境怎样，我最终可能都会对酒精和药物上瘾。这是我每天都必须提醒自己需要面对的事情，以免自己再次沦陷。对我来说，这容不得松懈。

说到这里，分享一下我哥哥的故事吧。

我哥哥的故事

理查德细心体贴，有些敏感，幽默风趣，爱挖苦人，迷人又聪明。他和父亲一样喜爱音乐，有强烈的道德感。理查德受困于他的情感问题，但由于他的道德感，他为此感到羞耻。他喝酒，借酒消除内心的耻辱感，让自己在酒精的影响下接受了自己的选择。他总是在不断地挑战别人的极限，我认为主要是由于他当时接连不断地酗酒，从而迷失了自己。当然我也有过这样的遭遇。

他饮酒无度，就像我当时一样，生活变得混乱不堪。很多人在很多场合都注意到了。我清楚地记得，在母亲去世的时候，理查德告诉我，他永远也过不去这道坎，因为他们母子关系一直非常亲密。当他最终听从了自己的内心时，我们全家完全接受了他的选择。此后，他非常努力地控制自己不去酗酒，让自己振作起来。尽管他没有完全戒酒，但是看得出来，他终于成了自己一直想成为的人。

几年后，在母亲忌日的前一天，他出去喝了一两杯。有人在酒吧卖给他大量美沙酮。他不是瘾君子，所以没理由买这些。我永远也无法了解当时的确切情况，但我能猜到大概发生了什么。理查德不知道美沙酮是什么，也不知道应该如何服用。也许是为了虚张声势，想要突破自己的极限，他就一口气买下全部，并一下子服用了全部。

它害死了我的哥哥，但如果他当时没有喝酒，就不会嗑药。酒精是我们所说的"入门"之瘾，它可以降低你的抑制力，从而加重自我伤害，甚至威胁到生命安全。哥哥一点也不像个街头小混混，他是一个多么可爱、敏感、天真的人，但他喝酒的问题却间接地害死了自己。实在太可惜。

在哥哥去世后，我自己也完全染上了药瘾和酒瘾，我不仅没有保持清醒，没有推开让我全家陷入混乱的酒精和药物，反倒完全沉醉其中。我告诉大家自己不想活过 28 岁。那时我并没有意识到，我当时的所作所为就是一种慢性自杀。我以为我可以控制住。显然，我远远没有做到。回想起来我才明白，我当时那种做法是在潜意识里重演理查德的死，为了更深入地了解哥哥所经历的一切，重新掌控那些让我感到无能为力的事物。

成瘾可以定义为放任不管某个伤害自己的习惯性行为。要认识到这一点，并不需要你在一堆呕吐物中醒来，也不需要床上有个陌生人，你还不知道对方是怎么上了你的床。你的上瘾行为可能正是家中纷争不断的原因，它可能让你的银行存款变少或健康状况变差（或两者都占）。它可能是你错失晋升等各种机会和无法实现人生可能的根源。它很可能会影响你的孩子和直系亲属的生活。

成瘾之中带着某种耻辱感，当你沾染某种恶习，家人几乎不会施舍你需要的同情。当然，你不只是虐待、背叛自己，还会不可避免地伤害到周围的人。如果与成瘾之人共同生活，或接近这样的人，自己在支撑成瘾之人的同时也会承受巨大压力，遭受伤害，感觉一切失去了控制。我们通常称之为创伤后应激障碍（PTSD）。当我自己成瘾，出去酗酒、嗑药时，没人知道我是生是死。对任何过着这种不安生活的人来说，压力都大到无法想象。

我知道自己成瘾后，接下来怎么办？

答案很简单，那就是停。停止你对伤害自己、操控自己的事物的置之不理。不是下周、下个月或明年——是现在，当即就停下来，寻求帮助。

我明白，你所沉迷的一切都会让你在沉迷的过程中感到自信、开心、充满活力（当你停下来时，你会特别渴望它），但是你必须记住，你所做的一切都在掩盖自己的真实感受。你觉得难过，于是喝了一杯，感觉好些了，可接着第二天你更难过了。你在网上买东西，东西到了，可以让你高兴5分钟，然后你又去搜寻新东西。而且当你这样做的时候，自己并没有从根本上解决问题，包括酗酒、嗑药、消费、赌博等行为都是如此。所以首先，你需要停下来，现在就停。这是我告诉所有来访者的方法，对此我十分坚定。除非你先摘下面具，否则根本不可能弄清楚到底是什么在吞噬自己。你说"自己还没有准备好做这件事"。我会告诉你："那么等你准备好了再来找我，现在我帮不了你。"

我希望这听起来不会太刺耳。我所学到的是，解决成瘾问题的唯一办法是直面它，正视自己的行为带来的后果。

当我沉迷成瘾行为时，自己就像站在一块巨大的钢化玻璃板后面，看着我的生活瓦解，目睹我对自己和他人的伤害，那时我似乎束手无策，感到无能为力。但是，当我下定决心要戒除酒瘾和药瘾后，我感觉自己充满了力量和勇气，我的生活也慢慢得到修复。我戒瘾后得到了好朋友、家人和社区组织的各种支持与帮助。我加入了一些互助组织，不论是当地的俱乐部、艺术班还是社区大学，它们都给我带来很大帮助，因为它们满足了我所需的归属感，这对疗愈十分重要。

放下任何你沉迷或依赖的事物，往往会遵循一个变化周期（普罗恰斯卡和迪·克莱门特提出的模型），这个周期的顺序是前期考虑、思考、准备、行动和维持。前期考虑是指你在否认自己时努力说服自己和他人，你没有问题。思考是指你慢慢走出自我否定，开始意识到自己可能真的有问题。接下来就是准备好做些什么来实现你想要的改变，并根据它采取行动。然后，维持自己戒掉瘾习的状态，这十分关键。如果你不这样做，后期会又沾染上，你会回到否认自己的状态，再说服自己和他人"我没有问题"，这样循环往复。当然，每个阶段的时间长短可能不同，不过我建议你该行动时就不要犹豫了，行动得越快，拖延的时间就越短。

很明显，我必须戒酒，停止天天外出寻欢作乐。我当时只是想要清醒的头脑，可每天宿醉，头脑根本无法集中注意力，那段时期太混乱了。一旦停止喝酒，你就可以搭建一个稳定的框架，你可以自己在家让一切变得秩序井然。对我来说，重新开始锻炼是件大事。过去我不再锻炼，部分原因是我感到沮丧。但戒酒后，我会在每天早晨6：30预定一节运动课，这意味着我不能在前一天晚上喝醉。当我外出时，开车也是一个约束喝酒的好办法，这个办法真的很有帮助。自从我戒酒后，周围人的心态也发生了变化。现在，我不喝酒，也更容易让大家接受。

维多利亚

维多利亚和她母亲之间有很多潜在问题，但是当她喝酒时，她无法妥善解决这些问题。戒酒后，这些问题仍然存在，让她感到痛苦，但维多利亚能够允许自己生气，同时有条不紊地谈论这些问题。那时，她已经开始为自己和他人设定明确的界限。

一些互助团体和社区

我在自己的疗愈过程中，参加过很多次戒酒互助会的活动。它可能并不适合所有人，我只能说它对我很有帮助。康复中心的确很好，但你离开那里后，那里的人无法一直为你提供帮助和支持（后期护理）。戒酒互助会和类似的组织是由各行各业志同道合的人组成的自由团体，大家聚在一起帮助你、支持你。我参加了很多很多次，特别享受那种感觉。出席，打开水壶，泡些茶，摆摆椅子，参与其中让我和大家感觉受到了重视，得到了尊重和支持。大家重视"更高的力量"，可能有很多人把它理解为上帝（因此很多人将戒酒互助会视为邪教组织，但这并不是事实）。然而对我而言，这种"更高的力量"来自大自然和户外散步。

设定目标

设定个人目标，并且设定一个自己可以戒除成瘾行为的时限，这可以制造机会，让你看到没有不健康的成瘾行为后，自己的生活是什么样的。你酗酒又嗑药时，更容易发生"自我扭曲"。"自我扭曲"就像它的字面义，扭曲了现实，破坏了自我认知。

设定好的时限到了后，请你反思并记下这段时间的生活状态。戒除成瘾行为是否帮助你改善了与他人的关系？是否提高了你的工作效率？你是否感觉与生活的联系更加紧密，而这是你之前从未想过的？这些都是你实现目标后需要问自己的一些好问题。如果你发现自己很难完成，可以和其他人一起做，"十月戒酒"活动或其他类似的为慈善机构筹款的活动都可以给你带来鼓励和支持。

与成瘾行为同行

变成一个瘾君子就像走进一条隧道，每走一步，隧道就会变得更窄一些。由于成瘾者慢慢地只去关注那些让自己感觉更好的事物，他们的正常生活体验会变得越来越少。他们与周围的一切失去了联系，除了下次喝酒、嗑药、赌博等，再无其他。而且，正如我在前几章说过的，失去与环境的联系——我们行走的地方、呼吸的空气、看到和感受到的各种元素——意味着失去了与内在自我的重要联系。成瘾行为让我们迷失自我，找不到与身体、心理和心灵的联系，正是这些联系滋养、支撑着我们度过艰难时刻，经历美好时光。

当我因酗酒和嗑药而酩酊大醉、精疲力竭的时候，我根本没办法坚持，也没有足够的精力执行定期散步的计划。我失去了管理生活各个方面的能力，哪怕是最简单的任务也难以完成。

在此期间，我的治疗师告诉我，改变行为方式至关重要。我再也不能去那些曾经经常光顾的酒吧，再也不能去找那些支持我嗑药的人，我必须找到新路线、新道路。碰巧的是，在温布尔登公园或里士满公园散步，对我来说都是新的体验，哪怕我以前走过很多次。有所不同的是，我现在会以一种新的眼光看待这些环境。我下意识地变成"活在当下"，用新视角看待周围的一切，回忆过去和家人在这里漫步的美好时光，重新构建我与自然的联系，慢慢疗愈伤痛。

就像从抑郁中恢复过来一样，从成瘾状态中恢复过来会让你感到孤立无助。你会非常敏锐地发现失去了过去沉迷的事物，这种感觉就像结束了一段轰轰烈烈的爱情。你会感到一切再也不会像从前一样了，你的生活中有一处巨大的空白无法填补。但其实并不是这样，如果你把过去投入在沉迷成瘾物中的注意力和精力转移到户外散步上，很快你就能看到改观。

即使曾经是瘾君子，只要下定决心，任何事都能实现，因为人类有与生俱来的动力和决心。如前所述，我相信我们都是天生的成瘾者，在以某种形式寻求快乐和回报。因此，沉迷于什么并不一定是完全消极的。实际上，如果它朝着正确的方向发展，可以带来非常积极的影响。毕竟，瘾有健康和不健康之分。维多利亚放弃了饮酒和聚会，开始运动，感受到了前所未有的美好。类似这样的故事我听了一个又一个，让自己的成瘾性人格发挥积极作用，可以取得非凡成就。如果你能这样做，就是在正确的方向追寻正确的目标。

目前介绍的任何一种行走练习都可以用在与成瘾行为同行上。你可以卖力前行，也可以慢慢地走；你可以跟着想象或跟着直觉走。如果你已经成功地把注意力从成瘾行为中转移出来，那么现在有一个完美的机会来维持你的康复——让自己投入日常的散步活动中，这可以改变你的行为模式，并在精神上重新将你与自然联系起来。

不过，还有两个特别的练习，对控制成瘾行为有很大帮助，分别是"想着后果去散步"和"走到最高处"。

练习：想着后果去散步

这项练习源于我自己的康复经验。我并没有去那种坐落在广袤漂亮林地中的高级治疗中心。我接受治疗的地方地面是粗糙的沙砾和泥土，那里的人告诉我接受治疗就必须去打扫厕所，我当时坚信自己来错了地方。像我这样的人是不会去打扫厕所的，对吧？我很快就被一名工作人员拉回到现实中来，他说："你看看四周，为了戒瘾，你做了最好的决定，那就是把自己带到这里来。"他说得没错。这句话对我的影响很大，我不能再逃避了。我戒瘾的方法并没有奏效，所以我需要停止说话，向自己承认"我不知道怎么办"。我开始听取专家和那些成功戒瘾的人的建议。

在此之前，我很少注意自己行为的后果，因为我一心只想着摆脱困境。后来，我被要求写下自己行为的后果。我照做了，白纸黑字地写了下来——所有我试图推开或完全忽略的东西。这些后果现在需要由我去处理。

所以你下次散步时，要做到下面几点：

1.用 10 分钟的时间想想成瘾的后果。

2.不要惩罚自己——你已经做出很多努力了。你只需在头脑中列出发生的每件事情，分出好坏。

3. 回家后，写下这些后果。

4. 保留这份清单，下次散步时再看看。你现在对那些后果有什么感觉？你可以做什么弥补吗？你是否有办法把消极的一面转变为积极的呢？

这项练习确实很有启发性，它使我对成瘾行为有了更深刻的认识和看法，并让我对自己的行为负起全部责任。

对于像维多利亚这样的人，也就是下定决心要摆脱困境，享受挑战的人，下一个练习非常合适。

练习：走到最高处

当你从成瘾行为中恢复过来后，有时候你会很想回到暗无天日的状态，因为它让你感到十分熟悉。或者你觉得自己被困在了目前的处境当中，感觉不到上瘾时的那种兴奋。在这种时候，你可能倾向于强化消极的内心对话，说："我做不到，我就是做不到。"而不是说："我可以，我一定会做到！"但只要有毅力，让自己置身于受到支持和激励的积极环境中，你就真的可以度过艰难时期。重要的是，你在内心建立积极的支持系统，用足够强大的内心发声，时刻挑战自己过去的消极信念。

毅力的定义是尽管遇到困难或迟迟不能成功，但仍坚持做好某件事。因此，在你下次散步时，我希望你能这样做：

1. 选择一条真正考验你体能的路，因为这可以考验你的耐力，以及克服身心不顺的能力。身体劳累、疲倦，往往会让你与自己的负面对话增多，让你有机会通过积极的思考和创造积极的内心脚本来对抗它。

2. 在你开始散步之前，我希望你打开双手，轻轻地放在脸上。

3. 接下来，开始轻轻擦除你身上的任何消极情绪，就像自己正在洗澡，"洗掉"残余的负能量，它可能在胳膊、躯干部位、腿部以及任何你感觉到有东西黏附住的身体部位。一旦完成，你就把所有负能量紧紧抓在手中，远远扔出去。现在你可以开始散步了。

4. 无论你的散步有多大的挑战，都要百分百投入。如果某个时刻，你的大脑有了消极的想法，请保持冷静，将消极的脚本重新设计为更积极的内容，然后重新开始散步。

5. 你可以根据需要，多次重复这个过程。

6. 当达成目标后，你尽力为自己取得的成就感到骄傲，允许自己说句"干得漂亮",赋予它意义,享受片刻的欢愉。有时候,在这样漫长而富有挑战性的散步结束后,买上一杯饮料、一些食物或一些你觉得很有价值的东西会特别好。

我完全戒酒了,我现在滴酒不沾。这是我送给朋友和家人的礼物。酒精对我来说并不重要,现在不喝酒,我的生活也很幸福。不论是在伦敦还是在纽约,我还是会花很多时间去公园好好散步。当你遭遇车祸、经历混乱和感到耻辱时,请务必小心。你需要知道,自己只是一个遇到困难的人。重要的是要保持专注,不断提升自己。现在我会倾听自己的声音,寻找警告信号。

艾略特

当我睡觉前把头靠在枕头上时,我会对今天的经历充满感激,对自己感到心满意足。每天清晨醒来,我都会问心无愧,觉得自己没有伤害自己或别人。当我有约时,我准时到场。当有人对我微笑,承认我的存在时,我也会回以微笑,承认他们的存在。如果有人需要帮助,我可以帮助他们。我觉得自己与生活的联系有时美妙得让人觉得不可思议。没有成瘾行为的生活会增加幸福感，更有收获，拥有更多享受和联系。简而言之，没有成瘾行为，生活会变得丰富、充实而精彩，我不会为任何东西放弃这种感觉。

Chapter 10
第 10 章

连接自我，连接心灵

走在心灵的路上，就是不断地探索未知。

——华莱士·休伊《展翅高飞，看生命腾飞》

早在第一章的时候，我就介绍了散步疗愈的 3 个核心要素，为了给身体和心灵带来最大帮助，它们三者需要保持协调。这 3 个核心要素分别是：

- ·心理
- ·生理
- ·精神

审视散步疗愈如何显著改善你的情况，我们特别涵盖了涉及身心的三要素。现在该说说精神层面了，它可以说是三要素中最复杂，也最具挑战性的一项。

我要明确说明，我相信并信任散步疗愈在精神层面上的帮助。正如我在第一章中所说的，我认为自然环境可以让内心更加平和宁静，从而加强我们与周围生活的联系。当然，科学家无法证明我们人类以及所有生物是否有灵魂，但我们只需要听一段自己最喜欢的音乐，读一首喜爱的诗或观看一次壮观的日落，就能够以触及人类核心体验的方式来理解感动的心情。散步为我带来同样的影响，置身于大自然中让我的心灵感受到了温暖，带给我一种知性与热爱的能量。我的感觉和情感因归属感而更加浓厚，我再次感受到自己是这个世界的一部分。这又回到了"宇宙之母"的概念——自然把你抱在怀里，守护你的安全。

我想这个形象可能为我们带来一个思考：为什么审视精神方面的情况往往更具挑战性。简单地说就是，有些人觉得很难融入其中。比如，他们理解也接受催产素、皮质醇和肾上腺素背后的科学，但却认为"宇宙之母"和"温暖灵魂"带来能量的这个想法太过超前，从某种程度上感到难以理解。

我理解这种感觉。每个人都不同，有些人很容易接受灵性融入自己的生活；有些人则因为各种原因排斥、拒绝它，特别是那些在生活中有过糟糕经历的人，或是公开承认自己是个现实主义者的人。我写下这些，不是为了说服那些质疑、怀疑的人，让他们必须全心全意地接受散步疗愈涉及精神层面。我想说的是，忽视它或把它推至一旁便意味着拒绝这个过程中的一个重要因素，那就是与自然的治愈性连接。

所以，考虑到这一点，让我们来探讨一下代表灵性的另一个词，即"连接"。就拿我自己来说，在雨中散步时，我感觉自己与大自然连接在一起，不会在意自己是否被淋湿，也不会在意风刮在脸上的刺痛。当我坐在咖啡店室外区，喝着热巧克力，在寒冷的天气里看着来来往往的人时，我觉得自己与他人是相连的。当你目睹了自然中某个特别时刻，也许是瞥见一只鹿，或是一只罕见的飞鸟，或当你在散步时遇到了某人，一同分享置身室外的体验，被他们的微笑和举止所温暖时，你可能会感受到这种连接感。有时我们把这些时刻称为"心心两通"，但我觉得"连接"可能更容易理解。

请记住下面这几点：当你感到压力很大时，你就很难活在当下，与生活各个方面的联系也会减少。在大自然中散步可以帮你缓解压力，让你更有能力活在当下，更有归属感。

贝弗利也是我的一位来访者，"灵性"这个说法让她感到很不舒服。她和她的伴侣给我起了一个绰号"嬉皮士"，这成了他俩之间的一个玩笑。所以我们研究了如何让她接受"灵性相通"的概念，她觉得"连接"这个说法更好些。从那一刻起，她开始看到并感受到探索这种与自然的连接给她带来的帮助，在短短几周之内，她明显更加平静了，比起刚开始咨询时，现在她更愿意谈谈自己的感受：

我在周末做的第一件事就是去外面散步。这让我有时间去思考一些想法和感受，我还发现了一个可以安心思考的地方。

贝弗利

贝弗利不仅在户外散步时发现了连接，还重新找回了自己对艺术的兴趣，因为过去她觉得自己没有时间投入其中，所以搁置了：

我总是会做很多手工制品，我喜欢让自己的双手忙起来。我称不上真正的艺术家，但我想了想，还是报了夜校的艺术课程，学习油画课程。非常有趣。对我来说，富有创造性的东西就是触及心灵的事物，发掘自我的创造力，这就是我的灵性。

贝弗利

卡特里娜承受着巨大的工作压力，尽管她住的地方离伦敦一个非常广阔的绿地很近，但她却从来没有去那里好好走走。我们约好在公园里见面。起初，卡特里娜很沮丧，把自己封闭起来；后来有条小狗蹦蹦跳跳地来到她身旁，她弯下腰去抚摸小狗，立刻开心了很多。从那一刻起，她的行为举止也完全改变了，我想起了她过去性格的突然转变。她因为与一个鲜活的生命建立了联系，从而释放了自己的另一面。此后，她感觉自己的周围充满了一种完全不同的能量。

贝弗利、卡特里娜以及所有和我一起经历散步疗愈的来访者都受益于精神上的交流或连接（说法随你），户外散步让他们充满活力，也有了打开心扉、说出不快的空间。我们都有过这样的经历，被美丽的风景感动，或接触有趣的人。当这种情况发生时，我们突然会觉得自己活在当下，我们会感觉到生命能量的爆发，对自己有清晰的认识，而这是我们成瘾时期所没有的。

请记住这一点，让我们一起来快速地做个练习，我把它称为"积极聆听"。

练习：积极聆听

你下次散步时，可以花些时间欣赏大自然的某个瞬间（可爱的风景、陆上动物、飞鸟、日出或日落），或者与途中遇到的人简单攀谈一番。体验过这一时刻之后，请你再完成下面的活动：

1.思考一下这种交流带给你什么感觉，是温暖、尖锐、冰冷还是冷漠？

2.如果感觉非常强烈（无论是积极的还是消极的），你是在身体的哪个部位感受到的？

3.继续走10分钟左右，再看看自己感觉如何。你是否可以感觉到因建立连接而引发的变化？如果是的话，可以在散步结束后趁着你还记得这种感觉，把它记下来。从中你有什么收获吗？若有，也请你记下来。

这个练习就是为了能够发现这样的连接时刻，去了解它们如何影响自己。感受到一些事物，哪怕是负面的感觉，也好过什么都感觉不到。感觉到连接就是感觉到了精神元素和满满活力，通过建立这种连接，过往的生活经验会加深我们的生命体验感。

我精神层面的转变

　　我有一个关于自己生活中的连接的例子，这份连接来自我的家庭。我的父亲是一个对世界的认知有一套自己的信念体系的人。他在布朗普顿音乐厅担任音乐总监一职；我是一个合唱班的一员，每周参加3次练习。随着年龄的增长，我开始质疑父亲告诉我的事情，我的世界越来越广阔，而父亲灌输给我的观念却在限制它延伸扩展。最终，我决定开始依照自己的方式生活。在我十几岁的时候，我有一种特别强烈的感觉：我必须形成自己的信念，不受任何文化或信条的束缚。

　　几年前父亲去世时，我的精神自我发生了一些变化。我的父亲、母亲和哥哥现在都已离世，我感觉自己内心与他们的连接也消失了。我又一次感到悲伤和愤怒，好像与生活脱节。虽然我借助在大自然中行走的力量来治愈疼痛的伤疤，但还需要一些其他事情来重新建立联系。一天，我走进布朗普顿音乐厅，在那里静静地坐了一会儿，想起了我的父亲。这个简单的举动重新接上了我与父亲的精神联系。我想起他热爱这里并在这里度过了很多时间，也想起了他对音乐的热爱，这让我们一家人团结在一起，为我们的成长带来很多快乐的回忆。从很多方面来说，这是我父母送给我们大家的临别礼物。即使是现在，当我走进任何一座相似的建筑，都能感受到这种连接，沉浸在我们一起度过的美好时光中。在这个音乐厅里，我能够静静地回想他在生活中带给我的无数机会和礼物，我内心充满感激，永远也不会忘记。

辐射者、消耗者、消灭者

遇到有精神相通感觉的人，好像与其立即相连，让我们的自我感觉变得更好，这种力量神奇、不可思议。这些人对自己的人生充满信心。（即使他们自己也可能会遇到麻烦事，可谁不会呢？）他们通常内心快乐，所以也可以使他人感到快乐。这样的人在治疗学上被称为"辐射者"。他们的活力以及对生活的热情会向外辐射，这样他人也会感到温暖和活力。这些是你生活中需要把握的人，而不是那些正相反的"消耗者"。我们都遇到过"消耗者"，这样的人背负太多负能量，慢慢消耗生命。他们把很多侵犯性事物内化，事事以自我为中心，觉得自己在伤害别人，别人也在伤害自己。"消灭者"则喜欢给你的幸福快乐泼冷水。假如你今天过得很好，他们总是第一个告诉你他们的日子有多难过。

我不想深入研究这些类型，我提及这些人是为了让你知道他们的存在，明白后两种人会给你带来很多压力，以致让你失去精神上的联系。当这种情况发生时，特别是经常发生时，你就无法活在当下，因为别人正在消耗你的精神能量。当然，散步可以帮助你补充能量，但从长远来看，最好重新衡量一下你与消耗者、消灭者的关系，看看可以如何修缮这种关系，保护你的界限不受侵扰，使你的界限保持稳固。

通常情况下，消耗者与消灭者并不会发觉自己对他人的影响如何。事实上，我们大多数人通常都不知道自己在有意或无意中"发出"了什么。不论是语言还是肢体动作的交流，我们一直都在发出信号，而唯一能让我们了解这些信号的镜子就是他人的感知。如果你觉得自己比较勇敢，可以试试这个练习，问问身边的人在精神层面是如何看待你的：

练习：获得精神上的洞察力

这是一个非常简单的练习，但不能草率尝试，完成这个练习可能会让你了解自己是在帮助别人还是伤害别人。从精神层面来说，从听到的声音中获得一些见解，可以帮助你改变自我看法，并反思那些可能需要改变的方面。

1. 向你亲近和信任的人发问，如果你明天去世了，他们会如何从精神层面看待你，他们会如何记住你。

2. 得到答复后，请在你的散步日记中记下这个回答带给你的感受。

3. 记下你可能会因此改变哪些行为。

马特尝试了"获得精神上的洞察力"练习，请姐姐成为马特对他人影响的"证人"。他希望姐姐可以说实话，而姐姐也的确这样做了。这是他在散步日记中写下的：

这是一个很可怕的练习。我知道姐姐很友善，也会很坦诚。她是这样告诉我的："马特，你思维敏锐，性格善良。虽然你难以忍受暴行，可自己却沉迷于一些不同寻常或十分怪异的事物中，试图从中找到乐趣。你天性热爱自由，也为了获取自由而奋力斗争。有时你不得不面对自己的周期性抑郁，其中有部分就是要弄明白自己能做什么，不能做什么。大家向你敞开心扉，也相信你的判断力。"

马特告诉我，他觉得这对自己很有帮助。他说："我知道我正在和抑郁症做斗争，但有时我会不知所措。姐姐指出了一些我没有考虑到的问题。现在我明白了，挫败感是如何让情绪低落的，我觉得自己可以从根本上解决这个问题。我很高兴知道大家信任我，看到我是一个为自己的信仰而奋斗的人。当你情绪低落的时候，你常常会以为人们根本就没有注意过你。"

马特的抑郁有时让他在精神上变得疏远，感觉无法与人连接。他还觉得抑郁可能导致了他感情破裂。然而，即使处于绝望中，也会有一些轻松的时刻，从某种程度上说，马特姐姐的回复给了他渴望很久的安慰。有些时候，在生活中，我们需要有人搂着我们的肩膀，告诉我们"会好起来的"。有时候，事情很简单，不需要复杂化。

马特经历的精神转变可能很小，但却很重要。他与自己的抑郁症（我们可以描述为自己的"影子"）建立了联系，与它并肩同行，他感觉自己对抑郁情绪有了更多理解。他希望，他因此获得的清晰感能够把自己带到生活中"属于"他的地方。我们都有过这样的经历——感觉"这样做没错"，那时我们会感到温暖、平静、非常安全。你下次有这种感觉时，慢慢去体味一下，就像尝试本章的第一个练习那样，在你的散步日记中写下细节。

影子中的我们

前面我提及马特的影子时，谈到了我们自己在其他方面的想法，以及我们应该如何探索。我们都知道，即使大脑很智慧、很理性，也还是会被那些始终无法理解或解释清楚，但却能深刻感受到的事物所影响。我们知道人格都有不同的面向，通过接触，我们可以对自己有更深的认识。这些阴暗面并不总是令人舒服的——事实上，很多时候，阴暗面揭示了关于我们的真相，可能是具有挑战性和令人不安的。然而，如果我们忽视、否认或推开"影子自我"，我们就会失去某种个性；但如果处理得当，它会对我们的日常生活非常有启发。比如，我知道我的个性中有更狂野、更黑暗的部分，它喜欢夜晚，陶醉于对未知的探索。我在生活中承担的责任意味着我不能每天晚上去外面游荡狂欢，但我可以通过一种"影子动物"的隐喻来探索自己的这一面。我的影子动物当然是狼。

我年轻的时候，曾经反复梦见自己变成一只狼。当时，我没有好好想过，直到后来心智成熟，我才突然意识到，也许狼代表了我潜意识中的原型——影子自我或影子动物。当我进一步思考这个问题时，我明白了，也许狼代表着我很敏感，喜欢独处，忠于我最亲近的人。忠实对待家人和朋友极其重要，但偶尔我需要离开我的狼群去探索荒野，这对我也很重要。我的影子动物似乎与我的灵性、直觉和完整性有着内在的联系，现在我可以在日常行为模式的许多不同方面真正看到狼性的存在。例如，我每天都需要在某个时刻到大自然中散步。如果不这样做，我就会感到压力很大，仿佛我拒绝或压抑了自己需要漫游的那部分人格。晚上，我总有一种强烈的欲望，想走到外面，仰望星空，在那一刻，我才觉得自己是完整、安宁和平静的。我的大脑不停地思考，当我在外面的时候，我会特别关注周围发生的一切，总是倾向于感知潜在的危险。

有趣的是，当我把影子动物带入意识中的那一刻，我感觉到自己的感官更加协调，就好像它们突然变得更敏锐。我们可能经常会通过社会中的条条框框来告诉自己应该或不应该做什么，来压制自己的某一方面。我将和你说的"与影子动物同行"练习可以帮助你重新与自己更原始的、真正的、精神层面的部分连接。

练习：与影子动物同行

·下次散步时，我希望你想一想，如果自己突然变成了某种动物，你觉得会是哪种动物？你为什么选择这种动物？你喜欢它的哪些方面？你如何看待其他人会对这种动物做出的反应？它有什么基本需求？它最喜欢的环境是什么？什么样的环境有助于它的成长？如果这种动物置身于你当前的工作和家庭环境中，它会怎么样？

·当你散步时，我希望你借助影子动物的眼睛来观察自然，并尝试融合它的精神、直觉和力量。它是在探索、寻觅食物、嬉戏游荡、专注于前方的路，还是在留心观察并连接它遇到的不同事物？

·散步结束时，把脑海中出现的影子动物记下来。你的影子动物留下了什么信息？你能回想起它的哪些特征？

·现在，你觉得自己想保留和保持哪些特征，并把这些融进自己身上及工作生活中呢？设想一下你的生活将如何被这些新发现的事物所影响。花点时间坐下来，感受一下这个憧憬着未来的更强大的自己。

我和马特一起完成了这个练习。当我让马特想想他的影子动物可能是什么时，他笑了，说："我不知道该不该告诉你，这可能和你期望的不一样……"

在我的进一步追问下，他说："好吧，其实就是……可能是头驴吧。"

我笑了，对他的选择特别感兴趣，说道："的确是出人意料，不是最传统的灵兽。那让我们看看它背后藏着什么玄机吧。"

马特解释说他从小就对驴子很感兴趣，"我以前喜欢在海边骑驴，不管每天有多少孩子坐在驴背上骑它，驴总是特别有耐心。驴身上总是有一种'知性'的东西，我从不认同人们说它愚笨、窝囊"。

马特在他的散步日记中，详细记录了这个话题：

我很喜欢驴，因为它代表了力量、坚实和无怨无悔地承担。它温驯，但不窝囊，想想驴生气时那一脚的威力吧！

驴作为我的影子动物，我有哪些方面和它有联系呢？它背部宽厚，我也一样，"背负"着很多东西。我是一个很好的倾听者，人们经常向我倾诉烦恼。这是否意味着我承担得太多了呢？也许……我是否需要为自己承担的重量设定一个界限呢？很可能需要。

驴很固执，我很佩服这一点。驴会坚持到最后一刻，完成任务；但如果它真的不想做某件事，就会拒绝，不会让步。我觉得这一点对我很有帮助。有时候，也许是我太固执了，当"好"

频频出现后，就说不出"不"了。同样，这也取决于设定界限，了解什么才真正让自己感觉舒适。

马特的见解很有趣，因为他连接了自己的影子动物的积极和消极两方面，同时也知道有时需要为自己设定界限，避免负担过重。

各种连接和社区组织

当我还是个孩子的时候，我就意识到社区的民众会为了某种精神而聚集，而且从某种程度上说，这种聚集并不是在消磨时间。后来，当我加入戒酒互助会后，我意识到自己承蒙大家的帮助和支持，明白了与他人相处可以带来什么。

在进行音乐创作的时候，我也看到了音乐是如何超越时空发挥力量，并在深层、原始的层面上让人们联系起来的。当我们在子宫里发育时，可以听到母亲有节奏的心跳声，我相信这就是为什么音乐，尤其是鼓声，能如此深刻地与我们联系在一起。

还有走路的节奏：当你听到脚下秋叶一直嘎嘎作响时；或偶尔看到水坑里溅起的水花时；或当你大步走过海岸边，自己的步伐与潮水的起伏交相呼应时。

更高的力量

把社区想象成可以分享一切的古老部落，我们分享经验和智慧，作为回报，我们也会得到关爱和支持。在这个高度个性化的世界里，与社区建立联系可能会让人感到畏惧，但如果我们这样做，就会发现我们在向来自各行各业的人保持开放。这一点的重要性不言而喻。你可能会选择加入一个不需要说话的散步小组，在步行中安静冥想；也可能会跟随一群健谈的朋友，还有他们的狗一起散步，最后到酒吧结束这场出行。无论哪种方式，你建立的联系都会加深自己的精神自我意识，并帮助你理解所谓的"更高的力量"。对一些人来说，"更高的力量"可能是伟大的造物主；另一些人则可能会把这种力量理解为任何能带来不同视角的东西：星星、风、海浪、山脉、树木、野生动物……它可能不是那种让我们感觉最强烈、能够"超越"我们的东西，甚至可以是你隔壁的老人——第二次世界大战时期他还是个孩子，他记得当时居所被炸弹袭击的感受，希望我们都不会有这种经历，他也可以带给我们不同视角。

杰瑞的散步疗愈让他的生活变得非常有趣，出现了很多意想不到的事情，让他觉得自己的精神被唤醒。他在伦敦附近散步时的观察给了他一种深刻的平和，他详细叙述了一番，值得在此呈现：

带着意识慢步行走让我第一次注意到一些事物。有些东西你发誓昨天还没看到，今天散步就注意到了。我第一次注意到处处都有古老庄严的建筑，不知道为什么过去我从来没有看到过，我当时可能觉得它们和我的生活无关。

于是我在上班路上开始探索各种建筑。有时我就坐在长椅上，静静感受。让我惊讶的是，我开始对历史悠久的建筑物产生兴趣，每周日都会去参观、静坐。

这听起来平淡无奇，我想可能对每个试图寻找宁静的人来说都习以为常了，但我发现，在我们的城市里，很多地方就是为了鼓励人们反思和深层思考"更高的力量"而建造的！回想起这么多年来，我是如何在家中搭建自己神圣的角落来练习冥想的，我不禁咯咯地笑了起来。这是特别好的，找到这些安全、温暖、神圣的地方——它们是多么有影响力！这是每个人的庇护所，不论贫富。在我散步探索这些建筑时，我意识到，这些古老的、扎根的地方不会让你穿越到过去，但会让你超越时间，与永恒的事物连接起来。

杰瑞

杰瑞这种"永恒"的体验和对时间的概念都很有趣，因为无论我们走到哪里，都会在潜意识中与前人的印迹联系在一起。这些印迹可能是有人 1 小时前留下的，也可能已经有 1 万年了。

利用我们的想象力来理解，这是一种与当下以及以前发生的一切连接起来的深刻方式。无论我们走到哪里，我们都与前人同行，他们的日常生活充满了希望、恐惧、干扰、痛苦、欢乐、沮丧、兴奋等，这些可能基于不同的情景出现，但作为人类，我们已经经历了几千年的起起伏伏。一切都在随着时间改变，却也什么都没变。对于那些认为自己遭遇的困难只有自己在承受，或觉得自己孤立无援的人来说，知道这一点会带来极大的安慰。

一条有故事的路

过去就在我们身边，而且往往就在我们脚下。古老的街道、城市里历史建筑之间的通路、荒原上古老的"下葬之路"，近些年来都非常受欢迎。同时，我还发现当自己漫步在伦敦老城区的一些没有受到丝毫破坏的街道上时，我的想象力一下子被带回到过去，我想知道100多年前的生活是怎样的，我充满了好奇和兴奋。同样，最近有朋友告诉我，他喜欢在废弃的铁路线上漫步——在这些地方，人类的聪明才智与大自然合作起来，把旅客送达目的地。

练习：回到过去

这个练习需要一些计划，选择一条你直觉上与之相通的路线，或者让你着迷的路线：

· 在出发前，先对这条路线做些调查。谁多久之前曾住在这里？我们对这些人有多少了解？

· 在散步的过程中，试着想象一下过去几代人在这里生活时的情景。你认为他们期盼和恐惧什么？

· 如果可能的话，慢慢地走，用心地走，试着去感受从这里涌现出来的任何能量。

· 关注你的感知。看到、听到、闻到了什么？你是否能感受到过去在这里的人的感受？如果能，你有什么感受？

散步结束时，给自己一段安静的时刻，感谢之前走过这里的人，感谢他们的智慧经验，感谢他们在这次精神旅程中与你"分享"的一切。

从本质上讲，灵性或连接只是通过理解和体验来深化我们的生活，从而让我们获得智慧。不管是在中世纪辉煌的建筑，还是在历史名镇或城市里蜿蜒曲折的鹅卵石街道上，或是在罗马偏僻的小路上，在哪里都不重要。我们追寻的是一种感觉，即我们是万物的一部分，而万物也是我们的一部分。

为了与这个世界完全连接起来，我们需要放慢脚步，大胆地走出去。如果我们一直在向前奔跑，就无法与一切事物保持连接。如果我们选择开阔眼界，就会突然连接上这个世界的许多不同方面，而这些方面每天都围绕在我们身边。但如果我们还走得这么快，生活就会与我们擦身而过，我们又会与自己和他人断开连接。我们可以在任何时候选择与周围的一切建立连接，只需要给自己这样做的许可就好。

第 11 章

精神、身体和精神的维护

> 试过吗？失败过吗？不管。再试一次，失败得好一点。
>
> ——塞缪尔·贝克特（1906—1989，爱尔兰小说家、剧作家）

书读到这里，我们已经到了这样一个阶段：从理论上讲，我可以放开你的手，看着你朝着更快乐、更健康的生活走去。如果你一直在践行我给出的那些建议，很可能你已经在这条路上走得很好了，我希望这段旅程能继续为你带来自己一直在寻找的帮助和回报。

问题是：你能投入必要的精力和决心来坚持自己的步行计划，并维持好自己迄今所实现的目标吗？你是否会继续与你的狼（或任何你的影子动物）一起前行，维持你与自然的重要联系，从而继续保护、滋养和指引你度过余生？

我希望，答案是肯定的。但在我们祝贺你之前，先来审视一下现实。因为事实上，实现和维持初期的成功并不容易。在我们的旅途中，我们已经探讨了许多人不愿意为自己抽出时间的原因，虽然你基于自己的生活十分理解他们，但如果你想维护好每周为自己留出的时间和空间，你就必须保持警惕、坚定并且自律。

为什么呢？因为生活有时会向你发起挑战，迫使你改变自己的界限。你可能会发现，自己再次承受巨大压力，不得不说"是的，我去做"，而自己真正想说的是"不，我不能"。你可能会发现自己经常与那些告诉你"应该做什么"和"应尽义务去做什么"的"羞辱"声音做斗争，而没有去做那些滋养自己的事情。有时候你会想："算了，我今天不想散步了。"于是你又去做其他让自己分心的事情。还有一些时候，你去散步了，却觉得毫无收获。

记录的重要性

写这本书的时候，我一次又一次地强调了个人界限的重要性，而写日记本质上就是为自己设定个人界限。你永远不该因为给自己安排合理的时间而感到内疚，如果别人试图借此羞辱你，让你有其他想法或举动，那么你应该改变这种关系的性质，或者彻底结束这种关系。

为了帮助你保持并守护好个人时间的纪律，你一定要记得写日记。在纸上或你使用的任何在线日历中记录下来，让自己和他人清清楚楚地知道，在这一天，在这个时间，你没空。这样，你就可以坚守住自己对自己的承诺，并在设定清晰界限的同时赢得他人的尊重。在这个生活节奏快、对个人时间要求多的时代，这一点至关重要。把界限看作安全边界，当我们感到安全时，就会感到平静。动物也是如此——动物只有在感觉到非常安全，没有任何威胁或危险的情况下，才能完全放松。

就我个人而言，如果我没有自己的界限，我就会感到不知所措，内心混乱。如果发生这种情况，我很快就会做出糟糕的决定，压力也越来越大，看不清自己。混乱总是会引发戏剧性事件，而界限让我的日常生活井然有序，可以管控，并且我知道，如果我不把这些记下来，就会失去界限。

所以，制订计划，并坚持记录，每天在日记中给自己留出1小时的时间做这件事。这可能看起来很难，但其实并不难，你试一试就知道了。如果你能维持好自己的界限，每天有充足的时间与自己交流，你的生活一定会在短时间内发生巨大的变化。

设定界限，不再让别人来掌控或承担责任是我恢复健康的关键。它给我的生活带来了一种从未有过的平静。此外，具有讽刺意味的是，我觉得自己比当初"管理一切"时更像个男人。

艾略特

诚实和正直

我们在维护的很大一部分都关乎诚实。清楚自己需要什么才能过上不失平衡、十分快乐的生活，首先就是要诚实地面对自己的需求，并诚实地告诉自己和他人。例如，如果你明确了自己的界限（比如记录自己的时间），你就展现了自己的诚实，表明了自己的基本需求。为自己（和他人）不去做某事而找个借口太容易了，但找借口与诚实是相悖的。如果说这本书是关于什么的，那就是关于寻找真实自我的，而诚实在这当中的作用至关重要。如果你在探索自我的过程中很诚实，就会发现自己找的借口越来越少。诚实能帮助你与核心价值体系建立连接，找到你因为压力、妥协和恐惧而失去的那部分。所以，如果你一定要为不去散步或降低界限标准而找个借口，那至少也要诚实地面对它们。

通常情况下，诚实和追寻真实自我带来的问题要多过答案。思考在阅读这本书时学习到的经验教训不免会让你审视自己当前的生活，看看它是否与真实自我相符。

你知道，生活中的很多压力和紧张都是在工作中产生的，工作花费了日常生活中的很多时间。如果你发现自己的工作环境与真实自我不相容，那么你就需要考虑彻底改变它，或者至少要设定界限，确保自己不会负担过重。这样的界限可能包括让自己一次只做一件事，停止多任务工作模式。"让生活简单"这句话很重要，如果你身边的人不能理解认同，那么是时候考虑做出改变了。本书中提及的每位来访者都认识到了自己的工作带来的很多伤害，他们要么换了工作，要么确保自己设定了严格的界限。如果他们能做到，那么你也能。如果你在读这本书的时候，心想"他说得轻巧，他哪有我这么忙"，那你就再想想吧。我有一份全职工作，是两个女孩的父亲，在撰写本书时，女儿们都不到 5 岁。所以，请相信我，我很忙，但我的生活充实而积极，而且我向你转达的内容都是自己认同并践行的，所以你并不是孤单一人。

伸出援手

除了深入自己的内心进行治疗，重要的是你要向他人伸出援手。我谈到了每个人对社区的需求，我们可依靠社区获得爱、支持和滋养。生活不是一成不变的，当变化发生时，你所建立的支持网络将带你度过这样的过渡期。我是一只孤独的狼，一直以来都是其他人让我回到了正确的轨道上。虽然我很喜欢独自一人的隐秘之地，但如果不是他人和他人的同理心，我也不会走到今天。对于这方面，我们需要接触他人，做一些事情，把我们与他人的不同方面、不同生活、不同观点联系起来。在我的脑海里，我看到一座建在岩石上的灯塔，在狂风暴雨和海浪的冲击下岿然不动。然而，如果没有人打开灯，灯塔又有什么用呢？如果它一直不亮，对船只来说只会造成另一种危险。但如果灯塔管理员尽职尽责，让它保持明亮，对整个海域都大有裨益。我们应该努力成为灯塔管理员，将我们的光亮延伸出去，向沉浸在自己烦恼之海中的人伸出援手。

为此，问问自己："我怎样才能帮助别人？"如果你能为别人做些什么，那么也能帮助自己增强信心，提高生活技能，帮助自己追求真实自我。从散步疗法中获得我提到的所有好处特别棒，但只有当你开始回馈时，才会真正找到一种目标感和积极性。把伴随着我们每个人的温暖光芒释放出去，它将在各种挫折和挑战中为你和他人提供爱与支持。它还会让你敞开心扉，接触那些自己以前可能认为不属于同类人的人。很多时候，我们排斥某些人，是因为我们觉得自己和那些人没有联系。但是，他们可能真的很需要你的帮助，如果你选择回应，那么你便是在为自己和需要帮助的人做充满力量的好事。谁知道呢——可能你想赶走的那个人，掌握着改变你生活的钥匙，能让你的生活变得更好。除非你回应他，否则你永远不会知道。

散步和基本的倾听方法

你在散步的过程中，已经学会了倾听自己。现在我要教你在短时间内学会如何倾听别人的声音，无论是在你和他人一起散步的时候，还是在有人向你寻求帮助或建议的情况下。（请注意：我在这里说出了所有成功的宝贵秘诀！）

·同理心和同情心。学会理解两者的区别。同情是指客观上对某人的烦恼感到悲伤或怜悯。同理是指主观上站在对方的立场上，从内心深处理解对方的烦恼。你认为哪一种更好？

·不做评判。这非常需要保持客观，尽量不把自己的好恶、偏见、政治立场等带入当下情景。听听对方作为一个个体在讲述什么。不要根据自己的生活经验，把自己认为应该做的事建议给别人。

·要有耐心。不要催促正在说话的人。催促他们可能会让他们关上心扉。就让他们慢慢说吧。

·援助和修补。不要这样做！推动对方立即解决问题会适得其反，因为他们可能需要时间。让时间慢慢流过。

·反思和总结。再次提醒，不要去修补。从另一个方面出发，反思并总结刚才对方说过的内容，这样可以让你和对方达成共识。

治疗师通常不会与来访者分享自己的人生故事或艰难时刻。但就像我很早前说过的，我不认同这些陈旧的规则，而是会在适当的情况下，与来访者分享自己的经历，就像我在这本书中与你分享我的故事那样。

我尽量不赘述，简略地回应，就像上面提到的最后一个基本倾听技巧。我试着告诉他们我在哪里迷失过方向，又是什么把我带回了正轨，虽然我是治疗师，但我们都是人。

自我关怀——为身体和精神补充能量

和所有机器一样，身体需要类型匹配和一定数量的高质量燃料来维持高效运转。就像我的私人教练一次又一次地对我说："乔纳森，你需要给机体投食。"

我喜欢美食，也喜欢烹饪。我发现在我散步的过程中，我的血糖水平急剧下降，这影响了我的身体（感觉昏昏沉沉，心神不宁）和心理。这让我想知道我们的饮食结构对心理健康的影响程度。于是我找到营养专家和临床催眠治疗师尼古拉·舒布鲁克，帮助我改变饮食习惯，以下是她告诉我的精髓内容。

根据尼古拉的说法，选择高糖食物为身体提供燃料，会让我们的血糖水平在短时间内飙升，而糖分消耗掉后，身体就会感到崩溃，于是我们的体力下降、情绪低沉。我记得喝完含糖的饮料后，第二天早上就会有这种感觉。即使是在下班之后喝几杯，也会让我在凌晨3点左右血糖水平骤降，总是醒来，这严重影响了我的睡眠（昼夜节律）。

尼古拉说食用糖就像坐过山车，最初的"兴奋"过后，你会生气、沮丧，更有可能反应过激，或者感到比之前压力更大，因为糖会刺激你的反抗、逃避或麻木模式（请参阅第009—010页）。换句话说，糖分摄入过多会带来更多压力，这会让你睡眠不足，影响第二天的正常工作。饮食中如果糖分过多，血清素的水平就会大大降低。血清素是一种"快乐激素"，我们调节情绪和社交行为都需要它。

血糖平衡在运动中也发挥着重要作用，那我们说说散步。

想在散步时（和任何时间）保持良好状态，就必须吃正确的食物。好的食物可以保持血糖平稳，帮助你稳定情绪。但这并不是说要减少摄取碳水化合物，因为碳水化合物是身体的首要能量来源；而是要合理地摄取碳水化合物，同时摄取饱含蛋白质和优质脂肪的食物。

以下这些建议，可以帮助你在散步前、散步中和散步后补充能量：

食物

优质蛋白质可以从动物中获得，如肉类、鱼类、蛋类和全脂乳制品；也可以从植物中获得，包括坚果、各种豆类蔬菜（豌豆、扁豆等）和豆腐。优质脂肪来源如橄榄油、椰子油、黄油、鳄梨、坚果、油性鱼类（像三文鱼、鲭鱼、凤尾鱼和沙丁鱼等）、奇亚籽、亚麻籽等。这些鱼以及奇亚籽、亚麻籽、核桃都含有欧米伽 -3，这种营养素对维持良好的心理健康状态起着重要作用，还可能预防抑郁症、焦虑、创伤后应激障碍和双相情感障碍。至于碳水化合物，多考虑高纤维蔬菜、水果（不是果汁）、燕麦、藜麦、糙米或不加工米、豆类、土豆、白薯（白薯最好连皮一起吃）、南瓜等。

水

管理情绪、能量和压力水平的另一个重要因素是水。理论上讲，我们可以连续几个星期不吃食物，但只能坚持几天不喝水。其实我们大部分人的饮水量是不够的。脱水也会极大地提高皮质醇水平，使你的精神状态和身体状态非常不好。如果再加上过量的咖啡因、酒精，甚至药物，副作用就会加剧。

关于每天饮用多少水合适一直都饱受争议，不过对于大多数人来说，可以从每天饮用1—1.5升的水开始。这是指没有加糖的白开水，而且不包括饮用的茶水和咖啡。散步或进行其他运动时，保持水分都是至关重要的，它不仅可以维持能量水平，还可以防止受伤和抽筋。走路时身体会自然流失水分，所以遵循以下指导非常重要：

· 散步前先喝500毫升水，让身体吸收所需水分，去卫生间，排出多余的水分。

· 限制咖啡因的摄入量，因为它可能会让你外出散步时感觉更口渴，去卫生间的次数也会增加。

· 散步过程中，时不时喝点水，保持水分。

· 散步后，再喝500毫升水来补充水分。你也可以在零食或饭菜中加一点盐，补充因出汗而流失的盐分。

睡眠健康

如果你累了却没有得到充足的休息，那么身体和精神根本无法正常运转，这往往会让你感觉更加脆弱。这时神经系统会产生一种应激反应（焦虑或过度兴奋）来告知和提醒你，你的身体需要某些东西。下面是保证睡眠健康的几个重要建议：

1. 全天为身体提供适量和合适类型的高蛋白质食物。比如，牛奶和奶制品都含有色氨酸，这是一种可以促进睡眠的氨基酸。

2. 减少糖的摄取，有助于降低皮质醇水平，从而提高睡眠质量。

3. 白天适当休息，防止身体产生过多的肾上腺素和皮质醇，可以极大缓解你在夜间的身心压力。

4. 晚上不喝咖啡和酒。

5. 关闭电子设备。睡前盯着亮的屏幕会阻碍大脑分泌褪黑素，这是一种告诉身体何时入睡的激素。

我们从散步疗愈中受益很多，而上述建议可以帮助我们维持良好状态。我把这一切融入自己的治疗中，效果非常好。每天早上，我都精力充沛，因为我睡得更好了。在每天的散步过程中，我的血糖水平不再急剧下降；在散步结束时，我感觉像刚出发时一样充满能量。我的专注力也有了很大的提高，让我每天都活在当下。不知道为什么，我的视力也改善了。总的来说，我的身体感觉像一台更高效的机器。我建议你像我一样尝试一下，一定也会从中受益很多。

行走，失败，再走

最后，就是允许自己失败。有的时候，你不想去散步；有的时候，你坐在那里，感觉无助，心灰意冷。你可能会崩溃，会喝一瓶酒或抽一包烟，明知这样对自己没有什么帮助。当你真正想说"不"的时候，却可能会说"好"。你会放松自己的界限，并为此感到后悔。别担心，我们每个人都会遇到这样的情况。没有人是超人，那些声称自己是超人的人可能需要好好审视一下自己。

我们都会搞砸一些事情。我曾经偏离了自己的目标，迷失了方向，也不知道为什么要做这一切。但我没有为此斥责自己，也没有因此感到羞愧。相反，我一直很诚实，振作精神，从错误中吸取教训。坚韧和适应力是生活下去和适应生活的关键。如果狼在捕猎过程中没能抓住猎物，它不会对失败耿耿于怀，它根本没有这样的想法。相反，它饿了一晚，然后第二天精力充沛地重新寻找猎物。

放在最后的一些想法

现在我们已经到了这本书的结尾，我们的同行之旅即将结束。我不能保证大家继续前行的路畅通无阻、十分平坦。生活，往往不会一帆风顺，就像道路有车辙，有泥洼，蜿蜒曲折，不知会通向何方。目的地是不可预测的，也许你无法到达希望的目的地，但旅途的过程以及在途中学到的才是最重要的。

老实说，现如今自助或励志类书籍大行其道，正是因为人们放弃了某件事，而去寻找另一种方法来修复自己。有很多人读了几十本甚至几百本这样的书，仍然会回到同一个问题："我为什么会这样？"

我并不是告诉大家你只需要这一本书，而是说如果你遇到上述问题，真的需要认真审视一下自己的决心和承诺，为了你想看到的生活变化做出一些努力。在这本书中我用一种不同的方式来阐述如何努力，你可能在 99.9% 的书中都看不到。如果你已经践行书中的建议，太好了。如果还没有，为了对自己的行为负责，那么回到开篇，这次行动起来。

是时候停止责备他人，开始为自己的行为负责了。我不会为固守界限而道歉。你已经在这本书上投入了金钱，花了时间阅读到现在。这是对自我的承诺，你要自私一点，要顾好自己。也许这种想法让你不受欢迎，然而是你，也只有你自己，要对今后发生的事情负责到底。如果你不能或不愿承担这个责任，发现别人越过你的界限，而你不管不顾，那你还能指望什么？如果你现在对自己说"现在还不是做出这些改变的时候"，那你就再想想吧。现在就是合适的时候——那只是恐惧在说话。勇敢地为自己做出明确而积极的人生选择，继续推动自己走出舒适区，只要你足够想，就能让一切发生。

没错，我们需要勇气去面对自己的脆弱，谈论自己的感受，还要有勇气根据这些感受采取行动来改变生活——有时可能是特别深刻的改变。要想让自己从当下的处境中挣脱出来，需要勇气和信心。有了自信，你就可以把那些让自己原地踏步的人拒之门外，也不会在意是否得到了这些人（或你自己）的认可，从而才能去做一些提升自己的改变。事实上，如果你需要认可，我可以现在就给你。请记住：最严重的创伤不是被别人抛弃后留下的，而是自己抛弃自己时产生的。

有了这样的认识就有了责任感。为自己的思想和行为负责，并按你认为合适的方式行事。如果遭遇坎坷、困难、分歧，不要责怪别人。这是你现在要走的路——对自己的旅程负责。也不要想太多，就像有人曾对我说的那样："现在先做，以后就会明白。"

我们来回顾一下散步疗愈的3个核心要素：

· **心理**：散步可以让心情放轻松，更有效地处理自己的情绪。

· **生理**：散步能让你的身体保持良好的状态，降低血压，还可以帮助你减轻体重。

· **精神**：散步可以让你感受到内心的平静和连接，接受大自然的滋养与呵护。

定期散步可以帮助你拥有改变生活的勇气、信心和责任感。如果你感到沮丧、压力大、病态、抑郁、悲伤或沉迷于某件事，我的建议很简单，和本书开始时一样：走出家门，去散步，关注它带来的变化。如果这个简单的方法也会让你感到害怕，那也不要担心，我们都会有这样的感觉。如果你害怕，可以和朋友、伴侣，或那些无条件、不加评判地支持你的人分享自己的恐惧，他们可以支持你，就像大自然默默为我所做的那样。恐惧压制着你，但它也可以让你的感觉更加敏锐。如果狼没有恐惧，它在野外也不会生存太久。一点点恐惧不是坏事，但不要让它吞噬你。在很多方面,你需要学会如何处理恐惧,并利用它来推动自己的人生前进。

所有为本书做出贡献的人,都曾在生命中的某个时刻感到恐惧,而且现在也会时不时感到害怕。但是要理解和管理恐惧,你必须亲身经历它,而不是逃避它。这些记录的人之所以一直在坚持,是因为他们知道,在他们恐惧、有压力或抑郁的隧道某处,一定有他们寻找的那丝光亮。对他们来说,他们在人生旅程中面对的改变值得他们去经历黑暗。

· 贝弗利很清楚自己何时感到精疲力竭,并为自己设定了明确的界限。

· 艾略特不再把自己逼到极限,他的生活也因此变得更快乐、更健康。

· 弗朗西斯接受了好友逝世的事实,并把她的智慧铭记于心。

· 杰瑞每天散步,并继续探索他人格中被唤醒的精神层面。

· 卡特里娜的工作出色,很受器重。

· 马特正在学着一个人生活,为自己而活。

· 瑞安已经接受了自己的情感选择,并和伴侣结婚了。

· 蒂安娜经常写作,她的作品给朋友们留下了深刻的印象。

· 维多利亚的自信变得越来越有力量,她现在明白了如何平衡自己的生活。

·温斯顿对自己的所作所为更有自信了，他觉得未来可期。

对我来说，指引他们在生活中做出巨大改变的就是不再畏惧说出自己的经历，以及经历如何影响着他们，为此他们又做了些什么。通过谈论自己的困难，他们消除了内心的羞耻感。其实这也需要勇气，但正如我们所说的，麻烦分享了，也就减半了。当你感到自己的麻烦变少了，就花点时间回顾一下自己已经走了多远，已经取得了哪些成就；散步时，在某个时候休息一下，把所有你感激的事情写下来。这并不一定要长篇大论，不过它往往都会篇幅很长。

现在我们已经读到本书的尾声，作为最后的练习，让我们看看自己的核心价值观和信仰是什么样子。在我们的一生中，有些信念通常是基于我们的父母如何养育我们，我们在成长过程中、在社会上看到的东西，以及我们在成年后如何被这个世界对待而产生的。呈现在我们面前的世界，或是安全的，或是危险的。不过，我们任何时候都可以挑战和改变我们的核心价值观和信仰。请记住这一点，现在让我们创建自己的十大生活原则吧。

练习：确定我们的生活原则

这个练习是想让你明确你希望自己今后的价值观和信仰是什么样子。下面是一些你可以问问自己的问题：

- 是什么让我感到活力四射，兴奋不已？
- 是什么在推动、激励我？
- 我的好恶是什么？
- 我的人生哲学是什么？
- 什么会特别让我生气，为什么？
- 我现在的生活理念是什么？
- 在这个世界上，我会做出什么改变，为什么？
- 目前什么让我的生活幸福快乐，又是什么让我不开心？
- 最近朋友或家人做过什么让我不开心或恼火的事情吗，为什么？
- 目前是什么在鼓舞着我，为什么？

散步时可以问问自己这些问题，并且想想，你认为自己的旧观念和新观念在哪些方面是相悖的？未来，你需要做出哪些改变才能获得自己期望获得的结果？散步结束，当你思考过上述问题后，我希望你可以记录下来，并去践行你的十大生活原则，不断前行。制定好自己满意的原则，每次散步时都问问自己是如何认真地把它们融入自己的生活，并努力践行的。

我的建议永远都是为自己创造简单而高质量的生活，让自己能真正坚持下去。删繁就简，轻装出行，享受抛开多余包袱后的自由生活。

最后，让我们回到这本书中一直在引导我们的动物，有时是在光明中，有时是在黑暗中。每天与狼同行，我都可以感受到它在引导着我，影响着我的选择和行动。狼是强大的，跟着直觉的，但同时又是脆弱的，常常承受生活的高压和紧迫。它看起来很强大，但并不总是能够感觉到这种力量。即便如此，狼也知道自己的力量从何而来，以及如何与之重新连接。下面是我针对狼每天给我的灵感和力量而写的几句话：

躺在苍白的月光下，狼似乎很害怕，野外生存带来的几乎无法完成的任务仿佛压倒了它。但当它静下心来观察那片浩瀚的原野，安详地躺在星空之下，欣赏壮丽辽阔的原野时，它叹了口气：

"我现在明白了，我的家人不仅存在于狼群之中，还在风中，在树间，在大地上，在天空中，在每晚照亮脸庞的光亮之中，在每时每刻唤醒我心灵的温暖阳光中。它们已经陪我多久了？从这时起，当我选择真正面对我的家人，与它们建立联系时，我就会知道，我不必感到孤独或恐惧。"

狼慢慢地走向未知的前方，它低语道："我会克服困难，凭借我的直觉、能力和洞察力，我会找到一条通往未来的安全道路。它一定会帮助我消除过去的恐惧和障碍，鼓励我去一一面对，我拒绝因恐惧而回避未知。"

它轻轻地转过头，走了。

谢谢你和我一起走过这段旅程，祝你好运。

万事顺遂

乔纳森·霍班

致谢 | Acknowledgements

　　首先我要感谢妻子谢琳，感谢她的爱、奉献和坚定不移的支持。感谢我美丽的女儿阿里亚和阿梅丽，感谢她们给我的生活带来欢乐。我也特别感谢所有家人对我的爱和支持。

　　我还要特别感谢我的文学编辑海梅·马歇尔，感谢他从头到尾负责出版这本书的各个方面的工作。同时也要感谢汤姆·亨利，感谢他的创造性文学技巧，以及对我写这本书投入的指导。我觉得自己很幸运，能够从他们的学识、专长和多年的文学经验中受益。

　　如果没有大家（丽兹·高夫、贝卡·曼迪、霍莉·惠特克）和整个了不起的黄风筝团队（包括我才华横溢的自由编辑安妮·纽曼，她是扩展团队的一员）展现的专业知识、洞察力以及他们的辛勤工作，这本书是不可能完成的。感谢其中的每一个人，感谢他们对这本书的信任，感谢他们让这本书的出版成为现实。另外，我还非常感谢我的独立公关玛丽·琼斯，感谢她与我和黄风筝团队合作，帮助这本书为大家所知。

如果没有我的经理罗南·奥拉希利和他给我灌输的信念，我就不会成为今天的自己，也不会追寻我的梦想。我永远敬爱我的母亲和父亲，是他们把我安全地带到这个世界上，带给我那么多快乐的童年回忆和美好经历。如果我能做得有他们一半的一半那样好，我就会觉得万分幸运。他们是非常特别的人，我每天都会从回忆他们中得到启发。

感谢安妮·卡罗尔，在我成为音乐家之前，她是我的戏剧老师。在我母亲去世后，她让我在后台坐下，看着我，充满爱和关怀地和我说:"孩子,我无法想象你现在的感受,这并不容易。如果你需要什么,就告诉我。"然后她努力微笑着说,"现在,你为什么不出去好好表现一下?这样你的情绪就有地方发泄了。"直到今天,我都没有忘记她的善意,也没有忘记她对我说的那一两句善意的话带来的巨大力量。谢谢你,安妮。

向SHARP戒瘾康复中心的所有咨询师、组织者和同伴小组的成员致敬,我希望有更多像这样的12步计划。我在这里的3个月所学到的东西现在仍然在我的脑海中,它帮助我找到自己作为治疗师的行医风格。我还要特别感谢我的辅导员凯茜·刘易斯,她在我最艰难、动荡、难熬的人生转变中,为我提供了真正无条件的支持和指导。她多年来给予我的同理心,让我意识到这确实是羞耻的解药。从这段经历中获得的洞见,成为我工作的核心。

最后，感谢书中所有出色的参与者，他们决定做出必要的改变，过上更好的生活。正是因为有了你们，有了你们经历这个过程的勇气，我才会不断地受到鼓舞，有出色的工作。我是多么幸运！